美容医療

ボツリヌストキシンを効果的に使うために

Botulinum Toxin in Aesthetic Medicine

Mauricio de Maio, Berthold Rzany
著

新橋　武
訳

克誠堂出版

【謹　告】

- 本書に記載の製品名・薬剤名・会社名などは、2011年7月現在のものです。
- 本書に記載されている治療法に関しては、発行時点における最新の情報に基づき正確を期するよう、著者ならびに出版社は最善の努力を払っております。しかし、医学的知識は常に変化しています。本書記載の治療法・医薬品・疾患への適応などがその後の医学研究や医学の進歩により本書発行後に変更され、記載された内容が正確かつ完全でなくなる場合もございます。

  したがって、読者自らが常にメーカーが提供する最新製品情報を確認することをお勧めします。また、治療にあたっては、機器の取扱いや疾患への適応、診療技術等に関しては十分考慮されたうえ常に細心の注意を払われるようお願いいたします。

  治療法・医薬品・疾患への適応などによる不測の事故に対して、著者ならびに出版社はいかなる責務も負いかねますので、ご了承ください。

―― 訳者序文 ――

ボツリヌストキシンによる美容的な治療は，2002年に米国FDAによりBotox Cosmetixによる眉間のしわの治療が認可されて以来急速に普及し，今や美容医学における代表的な非手術療法の1つとなっています。本邦でも2009年にはBotox® Vistaが成人の眉間のしわの治療に対し厚生労働省から認可され，日常診療の中でも広く取り入れられるようになってきました。しかしながら，ボツリヌストキシン治療があまりにも速いスピードで普及してきた結果，ややもすると本治療が非常に安易な治療法であると誤解されてしまう恐れも否定できません。ボツリヌストキシン治療においても安全で高い治療効果を得るためには，ボツリヌストキシンの薬理作用，十分な局所臨床解剖などを正しく理解したうえでの慎重な注射手技が求められます。

現在，ボツリヌストキシン治療に関する多くのすぐれた文献，教科書がありますが，ブラジルの形成外科医de Maio, ドイツの皮膚科医Rzanyの両氏の共同執筆による本書は，実際の臨床に即したコンパクトですぐれた手引書です。本書では，ボツリヌストキシン治療の目的とするところはターゲットとなる表情筋をまったく動かなくするのではなく，異常な動きを正常でより自然な動きにするところにあると述べられていますが，これこそがボツリヌストキシン治療の真髄と言えましょう。

Chapter 2では患者を，表情筋をよく動かすもの，表情筋が過剰に動くもの，表情筋が常に過緊張の状態にあるものの3群に分けています。実際にボツリヌストキシン治療をしていると，同じように治療しても患者によってかなり個人差があることを経験するのは珍しくありませんが，この患者選択はまさに目からうろこでなるほどと思わせます。

また本書のハイライトともいうべきChapter 5では，前額部から頸部まで各部位におけるボツリヌストキシン治療について，解剖，治療目的，患者選択，テクニック，合併症などの細部にわたり実践に即して丁寧に記述されています。さらにChapter 6に進むと顔面非対称，ボツリヌストキシンフェイスリフト，マイクロインジェクションなどの最新の治療が述べられており，今日から役立つ知識が随所にちりばめられていることがわかります。

本書が，より安全で治療効果の高いボツリヌストキシン治療へのガイドとなることができれば，訳者の望外の喜びです。

最後に，本企画の実現に多大のご尽力をいただき，ともすればくじけそうになる訳者に対し終始暖かい励ましとご助言を賜りました克誠堂出版編集部大澤王子氏に深甚なる謝意を表します。

2011年8月

新橋形成外科クリニック
新橋　武

著者序文

なぜ美容医学におけるボツリヌストキシンに関する本が、また必要なのか、というと、それにはいくつかの理由がある。第1に、われわれが目の当たりにするこの薬剤のすさまじい進歩があげられる。この進歩は現在の文献を短時間のうちに凌駕してしまうほどのものである。第2に、異なる適応や異なる薬剤についていまだに多くの混乱や誤解があるので、役立つ本のニーズはあると考えているからである。

「誰に対しても同じ注射ポイントと投与量」「投与量が多いほど効果も大きくなる」などを原則にしていた初期のころとは異なり、現在では非常に多様な方法で使用されている。筋肉の動きのよい場合、動きが過剰な場合、筋肉が過緊張の場合など患者の筋肉のパターンをベースに、治療は非常に個別化されて来ている。上顔面のよく知られた部位に加えて、中、下顔面でも新たに適応が追加されている。ボツリヌストキシンフェイスリフトという究極の目的、顔面全体の若返りを目的に、今では一度に顔面の多くの部位が治療される。また、従来からの筋肉内注射テクニック以外にマイクロインジェクションテクニックも多く使われるようになった。さらに、ボツリヌストキシンの世界では今や製品は2つだけではない。さらに多くのボツリヌストキシン製剤がシェアを奪おうと市場に参入してきている。

本書は、形成外科医と皮膚科医の観点に立って書かれた。熟練した医師だけでなく初心者でもベストな方法で治療できるような、新しいコンセプトや準備の習熟を目的としている。

本書は既に発行された、美容医学における注射用フィラーに関するわれわれの著書を補完するものである。最初の著書同様に、われわれのやり方をありのままに述べている。今後のためにも、読者から直接のフィードバックをいただけるとありがたい。また，改善のためのコメントやご提案をいただけることを願うものである。

Berlin and Sao Paulo, August 2006

Mauricio de Maio, Berthold Rzany

謝　辞

最初の著書も 2 番目の著書である本書も、多くの人の協力がなければ決して上梓し得なかった。この機会に、現在に至るまで助けていただいたわれわれの患者諸氏、特に本書の写真に貢献していただいた患者諸氏に深謝する。

Springer では、Marion Philipp 氏、Ellen Blasig 氏に深謝する。またドイツチームからは、目次や体裁、特に異なったボツリヌストキシン製剤の有効性と安全性の章の構成にご助力いただき、また素晴らしい能力ですべてのソフトウエアを適切に処理していただいた Hendrik Zielke 氏と、優れた写真とグラフィックを担当していただいた Tobias Gottermeier 氏に深謝する。

ブラジルチームからは、ボツリヌストキシン治療に関する最新の参考文献を網羅してくれた Emma Mattos 氏、非常な労力を要し、また要求度の高いフォトライブラリーに関して尽力いただいた Liliann Amoroso 氏、さらに私の患者に素晴らしいケアをしていただいた Gisele Souza, Liliane Carneiro, Renata Sanches, Thais sorcinelli の諸氏に深謝する。

—— 出版に寄せて ——

低侵襲美容治療の発展の中で最も重要な出来事は、恐らくボツリヌストキシンの美容的な応用の進歩であろう。ボツリヌストキシンは10年前には眉間のしわに対してのみ使用されていたが、今やその使用法は多くの部位、テクニック、投与量へと発展しており、この発展著しい分野での新しいトキシンも出現している。包括的で読みやすく系統だった教科書によってボツリヌストキシンの全容を把握することができるように、de Maio, Rzany の両博士は彼らの顔面美容医学のアプローチの中でこの新しい本を著した。

本書は美容医学における注射用フィラーに関する彼らの最初の著書に続く、歓迎すべき第2弾である。本書は最初の本と同様の形式で編集されており、最初に、薬化学、サブタイプ、製品、効果、投与量、有効性、最終的な安全性などトキシンの概要が述べられている。臨床的な応用は、患者選択、基本的な準備、注射テクニックなどに分かれている。筋肉への投与量や注射ポイントについても、個々の患者の解剖学的な相違点に関連づけたユニークなアプローチによって、臨床医にとって治療の成功への新たなガイドとなっている。注射テクニックの項では、上顔面から下顔面、頸部など治療可能な部位すべてについて、解剖、治療目的、患者選択、テクニック、合併症、豆知識などについて述べられている。

臨床医にとっては本書が、これら2人の高名な美容医学研究者と臨床医の長年にわたる経験の集積の宝庫であることがわかるであろう。学習曲線はすべてに応用できるため、初心者からベテランまですべての美容に従事する臨床医に本書を強く薦めるものである。

Gary D. Monheit, M.D.

—— 出版に寄せて ——

ボツリヌストキシン以上にインパクトのある美容アイテムはない。15年前のボツリヌストキシンの導入以来、美容医療に革命をもたらしてきたがこれはもはや世界的な現象である。過去10年前よりボツリヌストキシンの記事が載っていない女性誌を見つけることも不可能である。一般の人々の間でも医師たちの間でも津波のような興味が押し寄せてきたことによって、美容的に顔に有用であるとされてきたボツリヌストキシン治療にもさらなる進歩がもたらされてきた。この押し寄せるイノヴェーションの波の頂点にはあまたの著明な医師たちがいる。この選ばれたグループの中には Mauricio de Maio と Berthold Rzany がいる。ボツリヌストキシンに関する彼らの独創的な研究は世界中の研究者たちから称賛されてきた。彼らは研修論文の質の高さばかりでなく、基礎や臨床の学会における明快な発表でも知られており、また彼らはおのおの、彼らを信奉する患者による膨大な数のデータを有している。

したがって、Mauricio de Maio と Berthold Rzany が今本書を出版するのは誠に時宜を得たことであるといえよう。本書は彼らの2番目の著書であり、実地医家に最新の知識をもたらすものである。彼らは「用量増大化」から離れて「個別化、マイクロインジェクションテクニック」へと向かっている動きについて述べている。本書では治療前後のハイレベルの分割写真を駆使して、臨床的側面と、治療の仕方のハウツーの明確なアウトラインに力点を置いている。この種の写真には入念な準備と根気がいるが、実地医家や潜在的な患者もこれらの写真に対しては評価するところ大である。

反復注射における頻度などの厄介な質問も含め、重要なポイントは「Tips and Tricks」でカバーされている。本書は参考文献を網羅しており、できるだけ科学的根拠に基づいた最新の、よりハイレベルなボツリヌストキシンの使用についてもカバーしている。それにはボツリヌスフェイスリフト、顔面非対称の治療、また当然のことであるが安全性、禁忌その他が含まれる。本書は美容的なボツリヌストキシンについての必携の書となる価値が非常に高いといえる。

Christopher Rowland Payne

目 次

Chapter 1

ボツリヌストキシンについて 1

Berthold Rzany, Hendrik Zielke

――はじめに――

ボツリヌストキシン（botulinum toxin）はアセチルコリンの放出を特異的に阻害する魅惑的な薬剤で，嫌気性菌であるボツリヌス菌によって産生される。薬剤として使用されるためには，トキシンの分離・精製・安定化が必要である（Huang et al. 2000，表 1.1）

1 ボツリヌストキシンのサブタイプ

ボツリヌストキシンには，ボツリヌス菌の異なる菌株から産生された，抗原性の異なる7種類の血清型 A, B, C, D, E, F, G 型がある。ヒト神経組織はボツリヌストキシン A, B, E, F, G 型の5種類の血清型には感受性があるが，C, D 型の2種類には感受性はない。トキシンはすべてそれぞれ異なった分子を標的とするが，その作用はいずれもコリン作動性神経を障害することである。しかしながら薬剤として利用することができるのは A 型と B 型だけである。美容医学の領域では，B 型ボツリヌストキシンの利用に関する報告（Baumann et al. 2003）も散見されるが，これまでは主に A 型ボツリヌストキシンが使用されてきている。

2 作用機序

ボツリヌストキシンはアセチルコリンの作用を阻害する。アセチルコリンは一般的な神経伝達物質であり，平滑筋や横紋筋を刺激し，また汗腺のような腺の分泌も刺激する。ボツリヌストキシンは摂取もしくは注射されると，人体組織内で拡散し，神経筋接合部や神経腺結合部のシナプス前終末に選択的かつ非逆行性に結合し，アセチルコリンの分泌に重要な特定の膜蛋白を分断することにより，その効果を発揮する。

ボツリヌストキシンの効果はただちに出現するものではないということを理解しておくことが重要である。通常，効果は 2～3 週間で最大となる。48 時間後には最初の効果が見られることがある。治療部位の筋肉の強さや使用した投与量にもよるが，効果が持続する期間は 2，3 カ月～数カ月と幅がある。

薬剤の効果は時間の経過とともに徐々に減弱する。これは時間とともに，影響を受けた軸索が新たな神経終末を発芽し，これによって障害された伝達機構が持続的に回復するためである。この段階で，損傷されたシナプス自身がその機能を再生する（de Paiva et al. 1999）。

> ボツリヌストキシンは摂取もしくは注射後でなければ作用しない。局所の外用では不十分である。ボツリヌストキシン A の効果をクリームで期待するのは疑問と言わざるを得ない。

3 解毒剤

ボツリヌストキシンの解毒剤はあるけれども，すでに出現してしまった薬剤の効果を元に戻すことはできない。ひとたび症状が現れたらトキシンはシナプスに結合してしまっており，後から抗体を与えても効果はない。しかしそれでも，誤って汚染された食物を摂取して起きたボツリヌス中毒で，ボツリヌストキシンがまだ消化管から体内に拡がりつつある時であれば，抗体は非常に有用であるということは心に留めておくべきである。

表 1.1　治療用ボツリヌストキシン製剤の薬理的側面（Dressler2006 より改変）

	ボトックス®/ヴィスタベル®	ディスポート®	ゼオミン®	ミオブロック®/ニューロブロック®
製薬会社	Allergan, Inc Irvine, CA, USA	Ipsen Ltd. Slough, Berks, UK	Merz Pharmaceuticals Frankfurt/M, germany	Elan Plac. Dublin, Ireland
薬剤の形状	粉末	粉末	粉末	注射用溶液
保管上の注意	8℃以下	8℃以下	25℃以下	8℃以下
品質保証期間	24 カ月	15 カ月	36 カ月	24 カ月
ボツリヌストキシン血清型	A	A	A	B
ボツリヌス菌菌株	Hall A	Ipsen 株	Hall A	Bean B
SNARE−作用の標的	SNAP25	SNAP25	SNAP25	VAMP
精製法	沈殿・クロマトグラフィー	沈殿・クロマトグラフィー	沈殿・クロマトグラフィー	沈殿・クロマトグラフィー
還元調整時の pH	7.4	7.4	7.4	5.6
安定化	真空乾燥	凍結乾燥	真空乾燥	pH 還元
賦形剤	ヒト血清アルブミン 500μg/vial NaCl900μg/vial	ヒト血清アルブミン 125μg/vial lactose2500μg/vial	ヒト血清アルブミン 1mg/vial sucrose5mg/vial	ヒト血清アルブミン 500μg/ml NaCl6mg/ml
生物学的活性	100MU−A/vial 50MU−A/vial	500MU−I/vial	100MU−M/vial	5.0kMU−E/ml 2.5/5.0/10.0kMU−E/vial
ボトックス®に換算した生物学的活性	1	1/3	1	1/40
ボツリヌストキシン成分の分子量	900kD	900kD	150kD	600kD

BNT：ボツリヌスニューロトキシン，MU-A：アラガンマウス死亡検定のマウス単位，MU-E：エランマウス死亡検定のマウス単位，MU-I：イプセンマウス死亡検定のマウス単位，MU-M：メルツマウス死亡検定のマウス単位

4 種々のボツリヌストキシン製剤

これまでに，数種類のボツリヌストキシンA製剤と1種類のボツリヌストキシンB製剤が商品化されている。ボツリヌストキシントキシンA製剤は添加されているアルブミンの量が異なるのと同様に蛋白の量も異なる（表1.1）。今のところ美容医療の市場ではボトックス®とディスポート®が大多数のシェアを占めている。ボトックス®は国によっては，美容の適応に対してボトックス®エステティック，ヴィスタベル®，ヴィスタベックス®として販売されている。ドイツ製の新しいボツリヌストキシンA製剤ゼオミン®はこれまでのところ2～3カ国で入手できるのみであり，美容領域での効果に関する臨床データは十分でない。ニューロブロック®（ミオブロック®としても市販されているが）は唯一市販されているボツリヌストキシンBである。美容領域における効果についての報告もあるが，この領域ではあまり使われていない（Baumann et al. 2003）。

ボトックス®はボトックスエスティックス®，ヴィスタベル®，ヴィスタベックス®などとして販売されているが，本書では単純化するため用量に関しては全てボトックス®についてのみ述べる。

5 ボツリヌストキシンの力価

異なった製剤であるボトックス®とディスポート®の投与量単位を計算することはわかりにくく，また必要のないことである。異なった製剤を使用する際には，それらの製剤の投与量単位はお互いに関連性はないと考えなければならない。これらの製品を比較しようという試みはいくつかある。しかし，方法論的に非常に不十分な治験（Lowe et al. 2005）があるのみで，美容的な適応について比較検討した臨床試験はない。ボトックス®とディスポート®に対しては，プラセボを用いた臨床試験から得られたデータや，学会でコンセンサスが得られ推奨された投与量をもとにすると，その比率は1：2.5から1：3に近いとされる。ゼオミン®については，製薬会社はゼオミン®とボトックス®の比率は1：1であると主張している。しかしながら，われわれにはこの製剤の使用経験がほとんどなく，さらにこのボツリヌストキシンA製剤の美容的適応について，この主張を支持するようなデータも今のところ公表されていない（表1.1）。

そのため，治療に際し，疑わしいときには比率に固執することなく，臨床試験や学会で得られたコンセンサスを基にしたデータに立ち返ることをお勧めする。

異なる製品間の単位や比率に惑わされてはならない。疑わしい場合には臨床試験のデータや学会でコンセンサスが得られたデータに立ち返るべきである。

本書で推奨されている用量は，経験的に大多数の患者に最良の結果が得られた用量である。適応によってはこれらの推奨用量は臨床試験に基づいている。しかし，ほとんどの適応に対してはこれまでのところ臨床試験は行われていない。

6 適応外の使用について

ボトックス®とディスポート®は美容的な適応についてはすべての国で認可されていない。加えて，通常，認可は眉間の領域に限定されている。適応外もしくは適応が限定されている症例の場合には，医師は適応外（オフラベル）の使用で対応せざるを得ない。そのような場合は患者に対して，その製品の使用が適応外である旨を説明しなければならない。他の適応で認可されている場合がしばしばあるが，その場合には薬品名は変更されている。基本的には，同じ銘柄のものは，適応とされた使用法と同様に適応外の使用法でも使用することが可能である。たとえばドイツでは，ボトックス®は種々の神経学的な適応はあるが，美容的な適応はない。しかしながら，眉間領域の治療には同じ薬剤がヴィスタベル®としては使用可能である。ともにまったく同じボツリヌストキシンであるが，ボトックス®は1バイアル100単位であるが，ヴィスタベル®は1バイアル50単位である。

どこの製薬会社も皆，美容的な適応の認可を得ようとしているので，主な美容的適応が認可されない国は時とともにほぼ間違いなく少なくなるだろう。そうはいっても現時点では，眉間の治療のようにごく限られた適応のみが認可されている国がほとんどである。

適応外の使用について，それほど心配することはない。ボトックス®もディスポート®もともにその有効性，安全性については十分に検証されている。しかし，患者に対しては，その製品が適応外で使用されるということを説明する必要がある。

7 新　薬

現在，いくつかの企業によって新しいボツリヌストキシン製剤が開発中である。これらの新薬に対する評価は慎重にされなければならないし，また現在市販されている製剤とも十分比較する必要がある。これら新薬のエビデンスについては常に十分考慮される必要がある。新しいボツリヌストキシン製剤は，美容的適応を基に無作為に抽出され十分コントロールされた臨床試験というゴールドスタンダードに合ったものでなければならない。「このボツリヌストキシン製剤は，あの製剤と同等かもしくはそれ以上の効果がある」とするにはそれを支持するだけの十分なデータがなければならない。

8 ボツリヌストキシンA使用のエビデンス

少なくともボトックス®とディスポート®という2つの代表的な商品に限っていえば，美容医学においてボツリヌストキシンAを使用することは，注入用皮膚充填剤に比べはるかに科学的な根拠に富んだ治療である。以下の章では，種々のボツリヌストキシンA製剤の効能と安全性に関する評価について，質問に対する回答という形で論じていきたい。本書では偏りを避けるために，例えば50例以上というような大規模な治験のみを記載した。

9 薬効：最適投与量

Key question 1：眉間の治療に対する最適投与量はどれくらいか?

これは重要な質問である。おそらく眉間は最も頻繁に治療する部位である。幸いなことにこの質問に答え得る臨床試験がいくつか行われている。質問に対しては，ボトックス®，ディスポート®のそれぞれのブランドを別個に論じることにする。

何をもって有効であると評価するのであろうか。ボツリヌストキシンは表情筋の作用をターゲットとすることから，筋肉の運動を減弱させるトキシンの効力を評価することはできるはずである。通常は，筋力そのものを評価するのではなく，しわがどれくらい浅くなったかという臨床的な基準で筋力がどれぐらい弱くなったかを評価する。大多数の臨床試験では有効性を，臨床的に4段階で（しわのないものは0で，最も高度なしわは3というように）評価している（Honeck et al 2003）。それに加えて，どの程度改善したかという主観的な評価も結果を判定するうえでの重要な尺度となる。本項ではいくつかの基準が使用されている。

1）ボトックス®

眉間におけるボトックス®の最適投与量に関してはいくつかの治験がある。標準的な投与量はボトックス®20単位である。最初の大規模なプラセボを用いた治験では，眉を最も強くひそめた状態で中等度から高度のしわができる患者の眉間5カ所に20単位のボツリヌストキシンAまたはプラセボを筋肉注射した（図1.1）。治験患者は計264名で，このうちボツリヌストキシンAで治療したものは203名，プラセボは61名であった。プラセボ投与群と比較すると，ボツリヌストキシンA群の方が明らかに著しく眉間のしわの改善が得られた（毎回のフォローアップ時のすべての計測で：P＜0.022）。その効果は多くの患者で120日間続いた（Carruthers et al. 2002）。

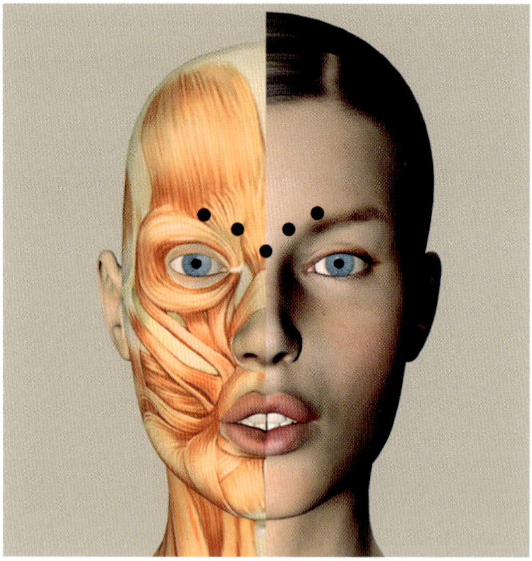

図1.1 初期の報告による眉間のボトックス®注射ポイント（Carruthers et al. 2002による）

さらにCarruthersらは，女性の眉間のしわの治療で，ボツリヌストキシンAの投与量を4種類設定し，それぞれの有効性，安全性，効果の持続期間について，二重盲検法により調査した。最も強く眉をひそめた際に中等度から高度のしわが見られる女性患者80名を対象とした。7カ所の部位に無作為に10，20，30，40単位のボトックス®を注射した（図1.2）。10単位投与群では明らかに20，30，40単位投与群と比べて効果は低かった。また，4カ月でしわが元に戻っている率は，40単位，30単位，20単位投与群がそれぞれ28%，30%，33%であったのに対して，10単位投与群では83%と明らかに高かった。その結果彼らの研究では，眉間のしわを改善するにはボトックス®10単位より20～40単位の方が明らかに有効であるとの結論が得られた（Carruthers et al. 2005）。

同じ年に，男性患者に対しても同様な治験が報告されている。この比較研究においても，無作為に抽出された80名の患者に対し，眉間と前額部下方の7カ所におのおのボトックス®20，40，60，80単位が投与された。眉間のしわの改善に関しては治療効果，持続期間，ピーク時の改善率などのいずれにおいても，ボツリヌストキシンA20単位投与群と比べ，40，60，80単位投与群の方が明らかに常に高い治療効果が得られた。熟練した観察者による評価の結果，最大限に眉

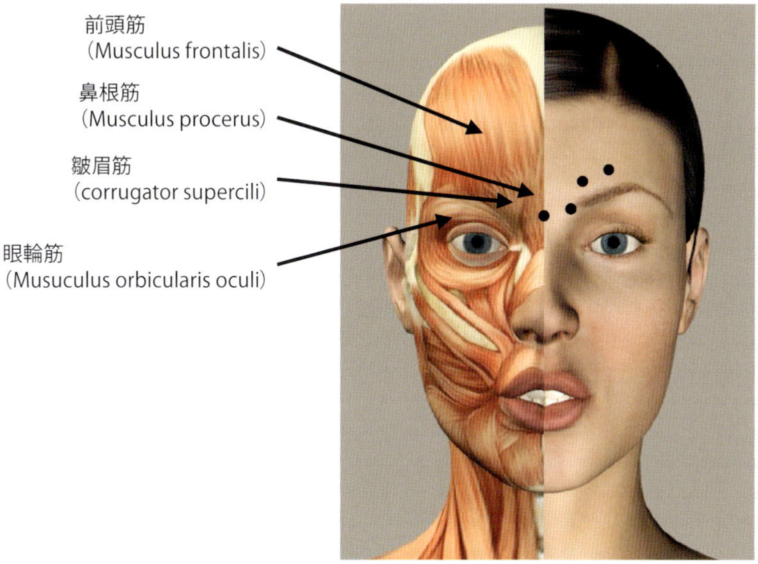

図 1.2 最近の報告による眉間のボトックス®注射ポイント (Carruthers et al. 2005 による)

をひそめた時の反応の程度，効果持続期間ともに改善の度合いは投与量に比例していた。Carruthers らは，眉間のしわの男性患者に対しては，少なくともボトックス® 40 単位からスタートするのがよいとしている。

これらの治験結果からすると，眉間のしわに対するボトックス®の推奨投与量としては少なくとも 20 単位は必要である。また，男性患者では投与量はさらに多めでボトックス® 40 単位から始めた方がよいと思われる。

2) ディスポート®

眉間に対する最適投与量に焦点を当てた試みはこれまでのところ 3 件報告されている (Ascher et al. 2004，Ascher et al. 2005，Rzany et al. 2006)。2004 年の Ascher らの最初の報告はディスポート®の投与量に関する報告で，ディスポート® 25，50，75 単位の投与量とプラセボを比較検討したものである。安静時に中等度から高度の眉間のしわが見られる患者計 119 名が治療を受けた。ディスポート®は眉間の筋肉内 5 カ所以上に鳥のような形をした範囲に注射された (図 1.1)。結果は，他の専門家による，個人を特定できないようにした安静時の規格写真を使った治療後 1 カ月の眉間のしわの評価および治療後 6 カ月の間の担当医と患者の評価などを総合して判定された。注射後少なくとも 3 カ月間は 3 群のボツリヌストキシン投与群に明らかな効果が見られたと報告されている (少なくとも $P<0.015$)。医師と患者の評価によれば 50 単位が最適投与量であると考えられた (Ascher et al. 2004)。

Answer

眉間に対する初回投与量はボトックス® 20 単位が中心となる。さらなる 2 つの治験からはより多くの投与量が推奨されたが，注射部位が異なっていた。これらの治験では，皺眉筋だけでなく前頭筋の一部もターゲットとなるために 2 カ所に追加投与されている。ディスポート®については眉間への推奨投与量は 50 単位とされている。これらの報告からボトックス®とディスポート®の効果の割合は1:2.5が適当であると思われる。

10 有効性：投与量と反復治療について

Key question 2：患者はどれぐらいの頻度で通院するのか，また頻回に再診することで必要な投与量は変わるのか？

重要な質問である。再注射のために通院する頻度は，筋肉の動きの回復（筋力や初期投与量によるが）や，その結果同じようなしわが目に見えて増えてくること，また料金等々，いくつかの要素で決まってくる。

1）ボトックス®

これまでのところ公表されたデータはない。しかし，2004年のEuropean Academy of Dermatology and Venerologyにおけるポスター展示による報告がある（Carruthers A, Carruthers J, 2004）。これは50名の患者集団についての報告である。患者は少なくとも10回の治療を必要とした。中でも眉間は最も頻回に治療した部位であった。眉間に対し特定の投与量を決めているわけではないが，全治療部位の投与量は平均してボトックス®40単位であった。平均的な治療間隔は0.43〜155.3週，平均17.1週であった。

2）ディスポート®

ドイツ・オーストリアにおける治療後の調査では，945名の患者が少なくとも3回は継続的に注射を受けたことがわかった。ボツリヌストキシンAの平均的な治療間隔は5.9〜6.5カ月（上位25〜75%以内では4.4〜8.9カ月）で，その間隔は治療が反復してもほとんど変わらなかった。

眉間に対しては，全体的な治療の一環として眉間に注射を受けた患者のボツリヌストキシンAの平均投与量はディスポート®50〜60単位（上位25〜75%以内では40〜70単位）であった。また，眉間のみに注射を受けたものでは，ボツリヌストキシンAの平均投与量はディスポート®50〜70単位であった（上位25〜75%以内では50〜100単位）。その投与量は他の時期の報告でも変わらなかった（Rzany et al. 2007）。

Answer

2種類の患者集団がある。これら別々のデータによれば，次の頻度で注射を受けていた。

ボトックス®の患者　　3回／年
ディスポート®の患者　　2回／年

11 安全性

ここで重要なことは，短期的な安全性ばかりでなく長期的な安全性についても考えなければならないということである。短期的な安全性は，治療部位に隣接した筋肉にも影響が及んだ患者がどれくらいの割合でいたかということによる。これは，眉間についていえばボツリヌストキシンA注射後に眼瞼下垂を生じた患者がどれだけいるかということである。そこで，臨床試験が重要となる。

12 短期的な安全性：眼瞼下垂

短期的な安全性は臨床試験によって評価される。

Key question 3：眉間の治療後，どれぐらいの患者に眼瞼下垂が生じるのか？

1）ボトックス®

Carruthersらは最初の大規模なプラセボを用いた研究で，眉間にボトックス®を用いた場合，眼瞼下垂の発生率は5.4%であったと報告しており（203例中6例脱落；Carruthers et al. 2002），その後の報告では（202 例中 2 例脱落）1.0％に下がったと報告している（Carruthers et al. 2003）。さらに最近の報告では，160 名の患者について調べたが眼瞼下垂は見られなかったと報告している（Carruthers et al. 2005；Carruthers and Carruthers 2005）。

2）ディスポート®

Ascher は 25，50，75 単位のディスポート®を用いた 102 例の患者（Ascher et al. 2004）では眼瞼下垂は見られなかったと報告している。ドイツの研究では，50 単位のディスポート®で治療された 127 名の患者のうち，眼瞼下垂が見られたのは 1 例のみであったと報告されている。

Answer

眼瞼下垂が生じるリスクはあるが，そのリスクは小さくまた一時的なものである。

13　長期的な安全性：眼瞼下垂

長期的な安全性については通常臨床試験によって調査されることはない。こういう場合，患者グループが質問に回答するということで可能となる。幸いなことに，ここでは 2 大ブランドに対する 2 つの大きな患者集団のデータがある。

Key question 4：治療を繰り返した場合に眼瞼下垂が見られるリスクはどれぐらいか？

1）ボトックス®

Carruthers の研究（Carruthers and Carruthers 2004）によれば，853 例の治療例のうち 5 例（0.6％）に副作用が記録されたとのことであった。眼瞼下垂は 3 回報告されている。

2）ディスポート®

ドイツ・オーストリアの治療後の調査によると，概して合併症は少なかった。945 症例のうち，90.6％（n=856）の患者では全治療経過にかかるような合併症はまったく見られなかった。各治療サイクルのトータルな合併症の発生率をみると，1 サイクル目では 4.1％（n=39/945），5 サイクル目では 2％（n=11/553）で，全体を通じた各治療サイクルの平均は 2.5％であった。重要なことであるが，ほとんどの合併症は軽度で，特に治療することなく治癒した。重篤な合併症や予期せぬ合併症もなかった。

最も多く報告された合併症は局所の血腫であった（各治療サイクルでは 1.25％，平均 0.7〜1.8％）。眼瞼下垂や眉毛の下垂はまれであり（各治療サイクルでは 0.46％，平均 0.85〜0.1％），しかも一般に軽度であった。眼瞼下垂や眉毛下垂が見られた患者（n=16）は皆，眉間や前額部に注射を受けていた患者であった。眉間や前額部に対して計 3698 回の治療が 907 名の患者に行われた。その結果，眉間や前額部に注射治療を受けた患者のうち，眼瞼下垂や眉毛下垂が見られた率は，各治療サイクルでは 0.51％，患者数に対しては 1.8％であった（Rzany et al. 2007）。

安全性に関するさらなる情報は Chapter 7 に記載してあるので参照されたい。

Answer

反復治療後に眼瞼下垂が生じるリスクは非常に少ない。

14　企業データの検証

美容医学におけるボツリヌストキシン A の市場はいまだ拡大中である。しかしながら，すべての市場でそうであるように，企業間の競争は熾烈である。そのため，企業が自社の製品の効果や安全性がより優れていると主張しても，惑わされないよう心することが重要である。企業が，より高い効果，安全性を示す新しいデータをもってアプローチしてくる場合には，以下のような質問をするといい。

そのデータで使用された投与量と希釈はどれぐらいであったか

これは非常に重要なことである。投与量のより多いものとより少ないものの2種類を比較した場合，比較的投与量の多い製品の方が副作用が多くても驚くことではない。

臨床試験はどの程度しっかりしたものか

科学的根拠に基づいた医学（evidence based medicine：EBM）の専門家である必要は必ずしもないわけで，臨床試験を見るときには以下のような質問を心がけておくとよい。

無作為に抽出された試験かどうか

治療グループは偶然に分布しているのかどうか。もしそうでなければ無視すべきである。

試験は盲検法で行われたかどうか

きちんとした臨床試験というものは常に盲検法でなければならない。絶対的な盲検法のよい例は，写真を基にして効果を判定する専門委員会である。

無作為抽出後，
治療グループは均等であったか

時に無作為抽出は失敗することがある。対象群の間に性別や年齢に違いがあるときには，データを読む際に十分に注意する必要がある。そのような場合には，無作為抽出失敗の説明の一環として少なくとも多変量解析を行う必要がある。統計的なテストだからと心配することはない！　分析が単変量か多変量かどうかを見ていればよいだけである。もし分析が単変量であれば（例えば同時に一要素だけの比較），多変量解析よりも偏りが大きい傾向があるといえる。

試験はどれくらい大規模なものであったか

2種類のボツリヌストキシン製剤の優劣を評価するような場合には，それらの製剤の違いがほんのわずかであることもあるので，症例数は多くなければならない。そのため，症例数が100例以下であるような直接比較試験は無視した方がいいだろう。

● よい臨床試験とは？

無作為抽出された，盲検法による，疑問に答え得るだけの十分な規模の試験

〈参考文献〉

Ascher B et al. (2004) A multicenter, randomized, double-blind, placebo-controlled study of efficacy and safety of 3 doses of botulinum toxin A in the treatment of glabellar lines. J Am Acad Dermatol 51 (2) : 223-33

Baumann L et al. (2003) A double-blinded, randomized, placebo-controlled pilot study of the safety and efficacy of Myobloc (botulinum toxin type B)-purified neurotoxin complex for the treatment of crow's feet : a double-blinded, placebo-controlled trial. Dermatol Surg 29 (5) : 508-15

Carruthers A, Carruthers J (2004) Long-term safety review of subjects treated with botulinum toxin A for cosmetic use. Poster at the EADV

Carruthers A, Carruthers J (2005) Prospective, double-blind, randomized, parallel-group, dose-ranging study of botulinum toxin type A in men with glabellar rhytids. Dermatol Surg 31 (10) : 1297-303

Carruthers J et al. (2002) A multicenter, double-blind, randomized, placebo-controlled study of the efficacy and safety of botulinum toxin type A in the treatment of glabellar lines. J Am Acad Dermatol 46 (6) : 840-9

Carruthers A et al. (2003) A prospective,double-blind, randomized, parallel-group, dose-ranging study of botulinum toxin type A in female subjects with horizontal forehead rhytides. Dermatol Surg 29 (5) : 461-7

Carruthers A et al. (2005) Dose-ranging study of botulinum toxin type A in the treatment of glabellar rhytids in females. Dermatol Surg 31 (4) : 414-22 ; discussion 422

de Paiva A et al. (1999) Functional repair of motor endplates after botulinum neurotoxin type A poisoning : biphasic switch of synaptic activity between nerve sprouts and their parent terminals. Proc Natl Acad Sci USA 96 (6) : 3200-5

Dressler D (2006) [Pharmacological aspects of therapeutic botulinum toxin preparations.]. Nervenarzt 77 (8) : 912-21

Honeck P et al. (2003) Reproducibility of a four-point clinical severity score for glabellar frown lines. Br J Dermatol 149 (2) : 306-10

Huang W et al. (2000) Pharmacology of botulinum toxin. J Am Acad Dermatol 43 (2Pt1) : 249-59

Lowe PL et al. (2005) A comparison of two botulinum type A toxin preparations for the treatment of glabellar lines : double-blind, randomized, pilot study. Dermatol Surg 31 (12) : 1651-4

Rzany B et al. (2006) Efficacy and safety of 3- and 5-injection patterns (30 and 50 U) of botulinum toxin A (Dysport) for the treatment of wrinkles in the glabella and the central forehead region. Arch Dermatol 142 (3) : 320-6

Rzany B et al. (2007) Repeated botulinum toxin A injections for the treatment of lines in the upper face : A retrospective study of 4103 treatments in 945 patients. Dermatol Surg 33 (s1), S18-S25

Chapter 2

患者選択

2

Mauricio de Maio, Berthold Rzany

すべての患者がボツリヌストキシンの治療に適しているというわけではない。患者の不満や副作用を避けるためにもボツリヌストキシン治療の適応は厳密に評価されなければならない。

1. ボツリヌストキシンの適応

Mauricio de Maio

――はじめに――

老化のプロセスは遺伝的な影響と環境的な影響の双方を総合したものである。内因的な老化は主に年齢が進むことによって見られるもので，皮膚の余剰，たるみ，目袋，皮膚の垂れ下がりなどの加齢現象を来たすこととなる（図 2.1）。これに対する最も有効な治療は筋肉の再建，余剰皮膚や目袋の切除などの手術療法となる。外因的な老化は主に皮膚の光障害によるものである。光によって，表皮・真皮など皮膚が損傷され，静的なしわや，皮膚の乾燥，老人性色素斑などが出現する（図 2.2）。環境による老化現象は主にレーザー，ピーリング，美白剤，フィラー，ボツリヌストキシンによって治療される。

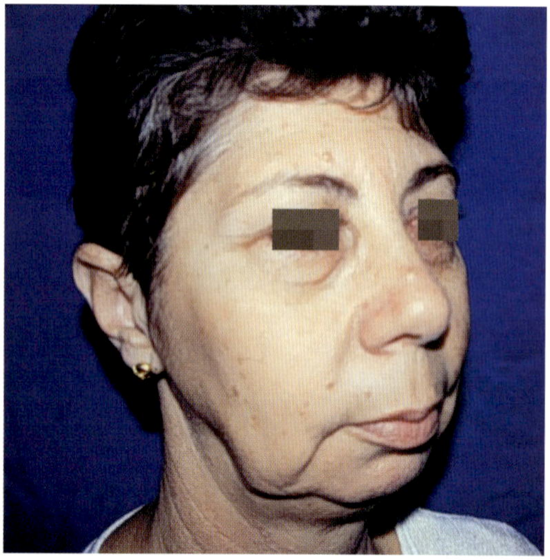

図 2.1　この患者では皮膚のたるみ、あごのたるみ、上下眼瞼の余剰な皮膚、目袋などがみられており、典型的な外科手術の適応である。このケースではボツリヌストキシン A を使用しても限定的な効果しか得られない。

表情じわは感情表現の一つである。感情表現は人と人とのコミュニケーションにとって基本的なものである。筋肉が変に動いてしまうと，そのために意図せざる感情が表現されることとなってしまい，正しいコミュニケーションや理解が妨げられてしまう恐れがある。怒りや悲しみの表情が見られる場合には，本当に幸せいっぱいの人でも誤解されてしまう可能性がある。（図 2.3）。

現在では経験とともにボツリヌストキシン治療も変化してきている。特定の部位では注射手技だけでなく投与量も変化している。注射後の患者の意見や治療結果を検討した結果，筋肉の動きを止めてしまうことが必ずしも美容的によい結果を生むとは限らないことがわかってきた。「無表情に見える」という心配はもはや過去のものであり，患者も治療する側も自然な表情が一番であることがわかっている。やはりこれまでよくないとされてきた徴候は避けるようにすべきである。

現在の課題は効果の持続期間である。注射の効果が 7 カ月も続く人もいれば 2 カ月しかもたない人がいるのはなぜなのかということは患者には理解されない。患者には個人差があるし，筋肉の動きについても同様である。多くの医師は個人個人

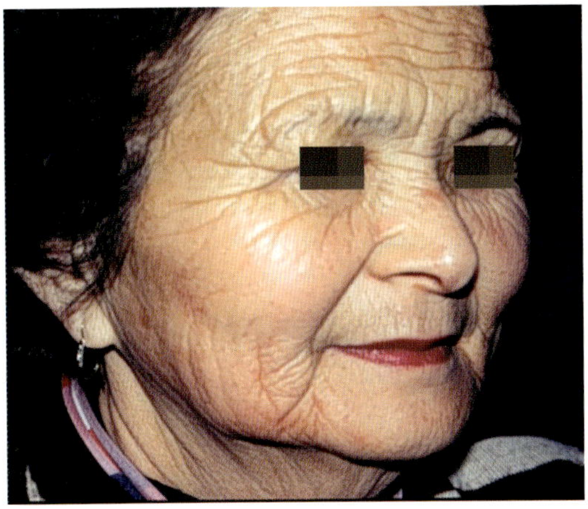

図 2.2　アジア人の皮膚をもったこの患者は動きのある部位にも深い静的なしわがあり、治療に対して複雑なパターンを呈する。この患者に対してボツリヌストキシン A を単独使用しても失望させる結果になってしまうだけである。

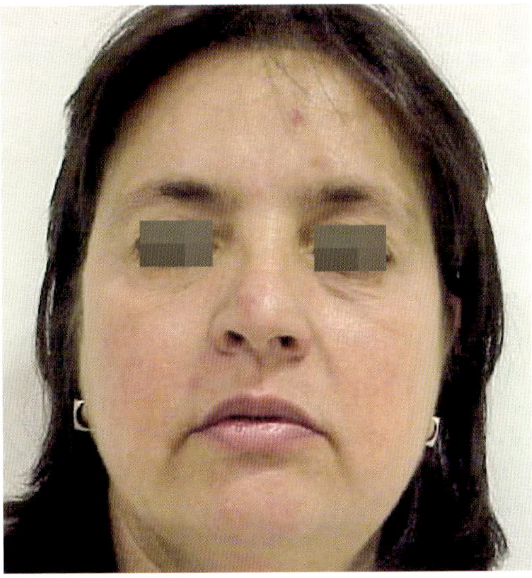

図 2.3　この患者はまったく幸せであるのに、マリオネットラインが深いためにいつも悲しそうに見えてしまう。

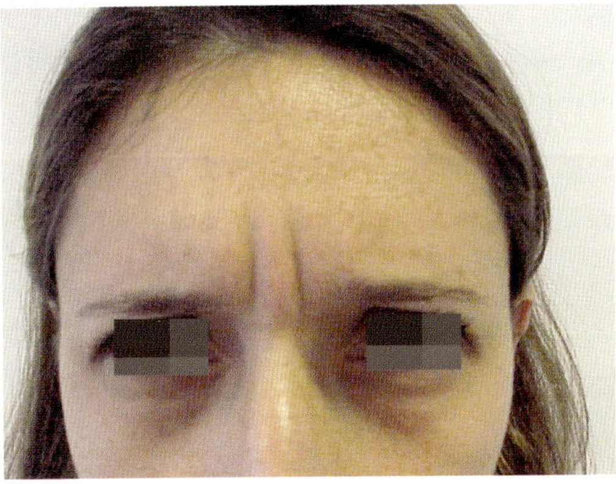

図 2.4　この患者のしわは極めて対称的なので、注射もまた対称的にしなければならない。

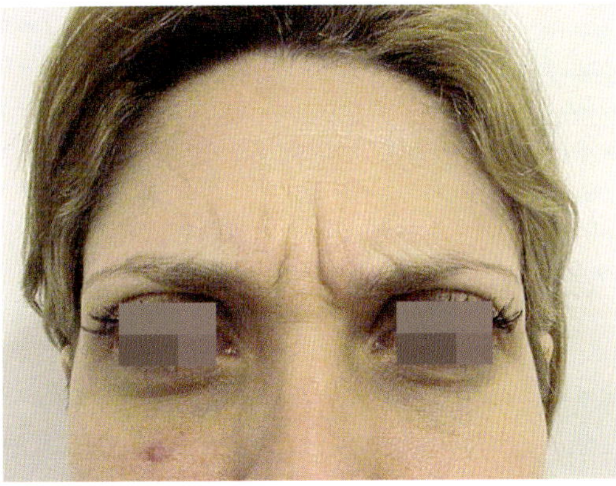

図 2.5　この患者は左の皺眉筋が強い。この患者では両側で同じ投与量ではないという点に注意。

で治療を変えているわけではない。また，患者によっては標準的な投与量を使っていているにもかかわらず，効果持続期間が非常に短いことがあるが，その理由については不明である。表情が対称的な患者もいれば，反対にまったく非対称的な患者もいる（図 2.4, 2.5）。他にも筋肉の付着部が単一の患者もいれば複数の患者もいるので，そのような時には注射部位の選択も異なってくる（図 2.6, 2.7）。

治療前に筋肉のパターンを評価しておく必要がある。患者は治療前に，筋肉の緊張の状態によって，筋肉の動きが良好なもの，筋肉の動きが過剰なもの，筋肉が過緊張状態のものの 3 群に分けられる。

治療部位によって特徴に優位性がある。ある部位では低緊張でも，他の部位では過緊張であるこ

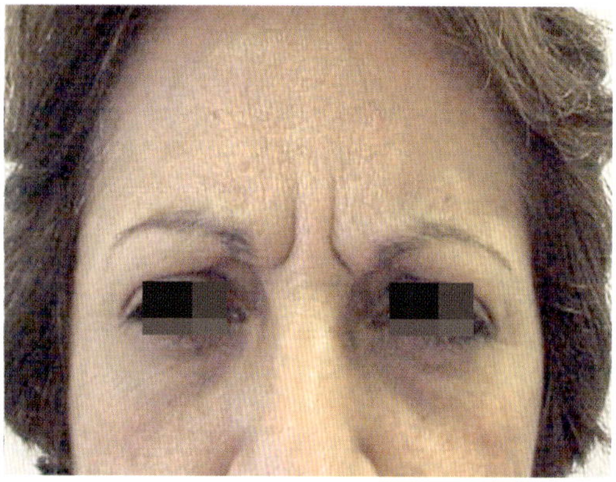

図 2.6　どの範囲に注射するのかは筋肉の付着部に従って決められるべきである。この患者では皺眉筋の付着部は 1 カ所である。

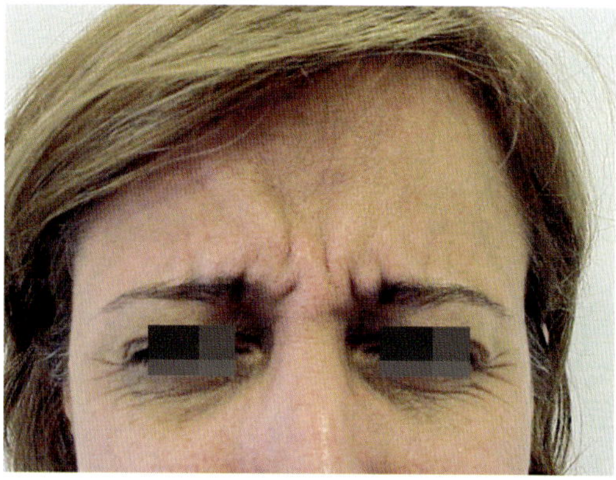

図 2.7　図 2.6 と比べ、この患者では皺眉筋の筋線維の付着部は眉毛に沿って複数存在する。注射部位と投与量がそれぞれの状態に合ったものでないと，ボツリヌストキシン A 治療が不満足なものとなってしまうことがよくある。

とがあり，投与量は個々の患者の筋肉のパターンによって決める必要がある。

1　筋肉の動きが良好な患者

筋肉の動きが良好な患者は筋肉を自在に動かすことによって感情を表現できる。「好きな時に自分の筋肉を動かす」ということである。そこでは感情とそれに見合った表現がぴたりと一致している。たとえば，もし話をしている最中に驚きを表現したいと思ったら前頭筋は収縮して眉毛は上がる。もし怒りや心配事を表現したい場合には眉間の筋肉が収縮する。感情とそれに見合った表現は絶妙なタイミングであっている。会話の相手は，言っていることも表現されていることも容易に理解できる。感情が表現されている時，会話の相手の目は筋肉の動きにしっかりと向けられている。筋肉を動かしていない時に見てみると治療部位にはしわはない。

3 群のグループのうちでは筋肉の動きの良好な患者が最も治療効果が長く，7〜9 カ月，時にそれ以上続くこともある。通常，治療は年に 1 回で十分である。彼らは治療には理想的な患者である。美容に携わる医師も患者もともに治療に対する満足度は非常に高い。ボツリヌストキシン A を注射した後にはしわはまったく形成されない。しかし，患者によっては皺眉筋だけが収縮している場合（図 2.8）や，皺眉筋と鼻根筋の両方がともに収縮している場合がある（図 2.9）。注射部位はそれぞれのケースに合わせて選択する必要がある。

> 筋肉の動きの良好な患者はよく「自由に感情を表現することができる」と言われる。治療効果はすべてのグループの中でも最も長く持続する。

2　筋肉の動きが過剰な患者

このグループでは筋肉の収縮と感情表現は一致しない。一般に，筋肉の運動のサイクルは感情の動きよりも早く，また表現する意思とは関係なく筋

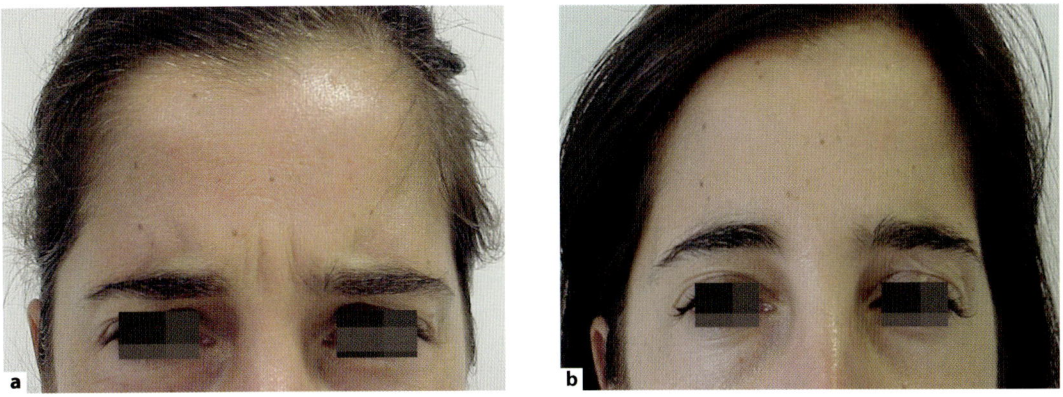

図 2.8 (a) 筋肉の動きの良好な患者：怒りや心配を表現しているが、眉間の筋肉は深くない。(b) ボツリヌストキシンA注射後は動的なしわも静的なしわもなくなっている。この患者はしわも完全に消えて治療効果も長続きする理想的な患者であると思われる。この患者では鼻根筋の作用はなく、作用しているのは皺眉筋だけであることに注意。

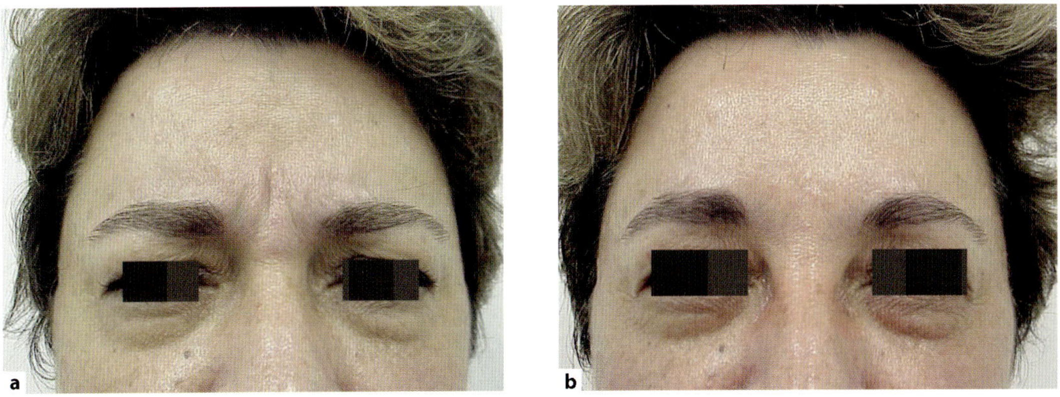

図 2.9 この患者も筋肉の動きの良好な患者で、筋肉の収縮は軽度であり，ボツリヌストキシン治療後にはしわは完全になくなっている。この患者では鼻根筋も皺眉筋もどちらも作用していることに注意。これは上図の症例と比べて注射部位を変えなければならないということを意味している。

肉は収縮してしまう。たとえば，聴衆の面前でプレゼンテーションをしている時に，話し方はゆっくりでも，前額部の筋肉は驚きや懸念を表現する気持ちとは関係なく勝手に動いてしまう。前頭筋や皺眉筋はそれぞれバラバラに繰り返し過剰に収縮してしまう。対話の相手は話の内容に注意を払うのではなく，表情筋の動きを注視してしまう。筋肉の動きが過剰な患者は筋の収縮の犠牲になってしまっている。たとえば眉間についていえば，夢中になったり怒ったりするような感情の表現とは必ずしも関係なく，話の間じゅう勝手に，時として頻繁に筋肉が収縮してしまう。縦もしくは横方向の表情しわは中等度の段階のものであるが，静止時には見られない。こういう患者では効果が4～6カ月は続くがそれよりも短いこともある。患者は年に2～3回治療を受けることとなる。ボツリヌストキシン治療ではこのグループが最も多い。患者はできればもう少し効果が長続きしないだろうかと願うものの，患者も治療する側も結果には満足している。治療効果がなくなり始めると彼らは急い

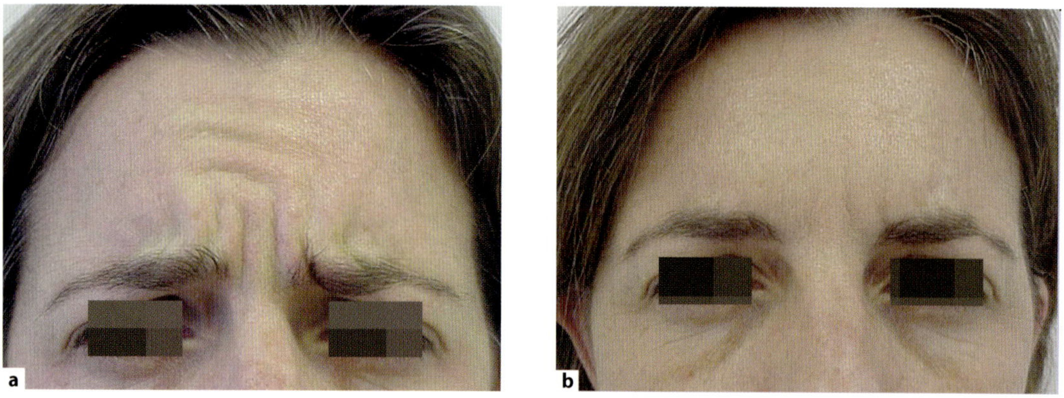

図 2.10 筋肉の動きが過剰な患者の筋肉はより強く、初回注射後にはしわはほぼ完全にとれる。しかし完全な結果を得るために、こういう患者では通常，反復投与したり投与量を多くしたりする必要がある。治療後にまだ眉間で筋肉の収縮が見られるようであれば、再度ボツリヌストキシンAを注射して最適な結果を得るようにしなければならないだろう。

でまた治療に戻ってくる。こういう患者が治療効果をさらに高めるために追加治療を受けにくることはよくあることである（図 2.10）。

> 筋肉の動きが過剰な患者は筋肉の過剰な収縮の犠牲となっている。一般的にこういう患者は，筋肉の動きが完全に元に戻るまで待てずにまた注射を希望しがちである。

3 筋肉が過緊張状態の患者

筋肉の動きが過剰な患者では調節がうまくいかないと，その結果，筋肉が過緊張状態になってしまい「私はリラックスできない」と嘆く。また人から「あなたは怒っているのですか」などと聞かれるたびに，実際は夜もよく眠れて幸せな人生を送っているにもかかわらず，落ち込んでしまう。特定の筋肉がリラックスできないことで彼らの感情は正しく伝わらない。皺眉筋や鼻根筋がリラックスしていないのにどうして明るい気持を表現できるだろうか。また，怒ったり心配しているような表情をしていると，そんなことはないのだといっても信じてもらえないものである。こういう人々は他人からすぐにはなかなか受け入れてもらえない。彼らは自分でも毎朝鏡を見て，口角下制筋が過度に収縮しているために口角が下がっているのを見ると，悲しい感じや疲れた感じがして元気が出るどころではなくなってしまう。彼らは特に治療が必要なグループであると同時に，治療に満足することが少ないグループでもある。これらの患者はすべてのグループの中で治療効果の持続期間は最も短い。しわが完全にはなくならないこと，筋肉の収縮がブロックされるのはたった1〜2カ月であることの２つの理由で，患者も医師も注射に失望してしまう。筋肉の動きの良好な患者と筋肉の動きが過剰な患者については同じ結果が期待できるという事実がよけい失望する原因となってしまう。この特定のグループの治療の目的は，筋肉の過緊張を緩めてリラックスさせることである。筋肉が過緊張状態の患者に対してはまず筋肉の動きを過剰な状態にしたうえで，最終的に筋肉の動きが良好な状態にしていくべきである。こうするためには，年に4〜5回の治療が必要となることが珍しくない。加えて，さらなる好結果をもたらすためにはフィラー

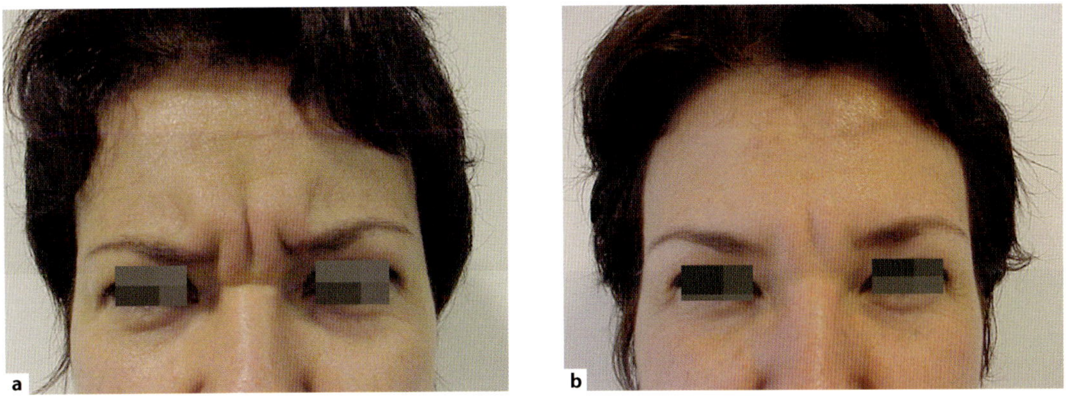

図 2.11　筋肉が過緊張状態の患者：正確に注射したうえにさらに追加投与してもまだ眉間に縦じわが残っている。この患者は、ボツリヌストキシン治療の前にフィラーの追加的な注入が必要であるとアドバイスされている。

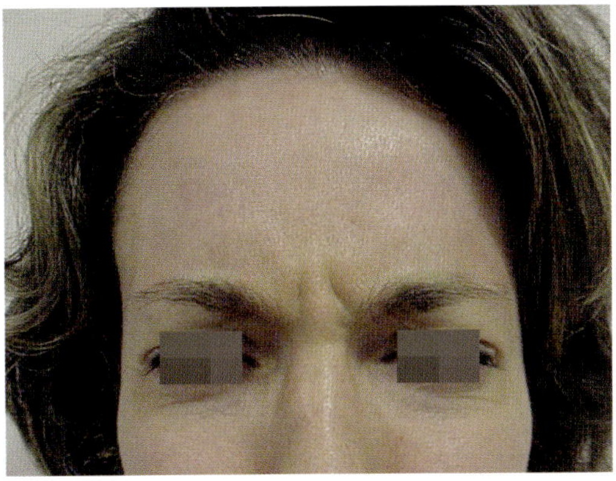

図 2.12　筋肉の動きが良好なこの患者は左側の収縮が弱く軽度の非対称を示す。

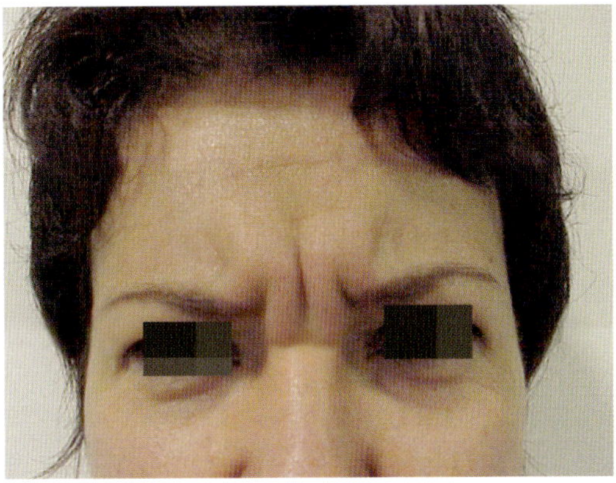

図 2.13　対照的に、筋肉が過緊張状態のこの患者は皺眉筋も鼻根筋も非常に強い。このように筋肉が過緊張状態の患者ではボツリヌストキシン単独治療で眉間の形態を完全に整えることはできない。フィラーもあわせて使用すべきである。

を用いるべきである（図 2.11）。筋肉の動きの良好な患者と過緊張状態の患者を比べてみると治療の限界がよくわかる（図 2.12，2.13）。

筋肉が過緊張状態の患者では，医師ともども治療の結果に失望することが多い。そういう患者には年に 4〜5 回もの治療が必要となるだろう。

4　治療結果の検討

ボツリヌストキシンが美容の目的で使用されるようになった当初は，「冷たい表情になる」というのが患者の主な訴えの1つであった。今ではこのようなことはない。注射後の筋肉の動きを見ると，患者は筋肉の緊張がなくなる群，緊張が低下する群，動きが低下する群の 3 群に分かれる。ボツリヌストキシン注射後の結果を注意深く検討してみれば，動きは止めてもそのポジションは保ちたい筋肉と，少しは動いた方がいい筋肉とのバランスをとることが可能なはずである。顔面では多くの部位で表情筋の動きがやや少なくなるという程度が最も望ましいとされる。自然な表情に見えるためには，筋肉があまり頻繁に収縮しないことと，収縮するスピードも遅くなることが非常に重要である。治療後，初めのうちは動きがあってもそれは治療効果がないということではない。患者にはそのことを治療前に話しておくべきである。

自然な表情に見えるためには，治療後に表情筋の動きが少し抑えられる，という程度が理想的である。

特定の筋肉を過剰にブロックしてしまうと変な顔つきになってしまう。表情筋が解剖学的に正しい位置を保つためには，最低限の筋緊張が必要である。たとえば，前頭筋には眉毛を挙上する働き以外にも眉毛を正しい位置に保持する役割もある。もし前頭筋にボツリヌストキシンが過剰に投与されると最低限必要な筋緊張が障害されてしまい，その結果眉毛下垂もしくは仮性の眼瞼下垂が生じてしまうことになる。

それでは自然な表情というのはいったいどういうものだろうか。その答えは「症例によって異なる」ということになる。医師は最初に，筋肉のパターンや注射後の状態に順応した場合の動き，どうしたら患者が美容的にグレードアップできるかなどということを検討しておく必要がある。わかりやすく顔面を三分割してみると，それぞれの部分が互いに調和がとれるようにならなければならない。ボツリヌストキシンは顔面上 1/3 に対しては強力な薬剤である。ボツリヌストキシンによってしわはなくなり，眉毛は挙上し，目の輪郭は改善する。患者に高度の光損傷がみられる場合には三分割されている部分の皮膚はおしなべて損傷されるが，下 1/3 の皮膚の外観は上 1/3 の皮膚の外観ほどは改善しにくく，ことに中 1/3 の皮膚はさらに改善しにくい。

では，中 1/3 や下 1/3 では上 1/3 とは同じように反応しないのに，上 1/3 に可能な治療をすべて行ってしまってもいいのだろうか。以前にはボツリヌストキシン治療はこのように行われていたが，恐らくこのことが患者の多くが治療を躊躇した主な理由だろう。部位によっては完全に動きをブロックしてしまうことがないようにすべきである。一部をブロックした場合でも，必要以上にブロックしていないかどうか観察すべきである。

自然な表情に見えるためには，「どの筋肉をブロックするのか」というだけでなく，「どの程度ブロックするのか」ということも含めて考える必要がある。

患者を診て，完全なブロックと部分的なブロックのどちらがいいのかを正しく判断するには，加齢の経過を参考にするとよい。子どもや若者を思い浮かべてみよう。

上 1/3 に焦点を合わせてみる。そこにはしわはない。つまり前頭筋の可動域は限定されており，存在する皺眉筋や鼻根筋はそれと非常にはっきりわかるような収縮はしない。眉間で怒りを示すよりも，顔全体で驚きを示すことの方がはるかに多い。顔面を分析してみると，若者では下制筋よりも挙上筋の方がより重要であることがわかる。加齢とともにこの反応は変化して下制筋が重要な役割を果たすようになり，疲れた表情や悲しい表情が見られるようになる。ボツリヌストキシンは下制筋をブロックして，患者にリフレッシュした表情ができるように使用されるべきである。

加齢に伴って挙上筋より下制筋の方が強くなり，疲れた表情や悲しい表情になる。

ボツリヌストキシンは，リフレッシュした表情にするために使用されるべきである。

Tips and Tricks

- ボツリヌストキシン治療を開始するにあたって理想的な患者は，筋肉の動きが良好な患者である。筋肉の動きが過剰な患者は特に医師による治療を求める人たちであり，足しげくクリニックに通ってくる。

  しかし，筋肉が過緊張状態にある患者に対しては，ボツリヌストキシン単独の治療には限界があるということを説明して，フィラーや subcision，切除縫合などの外科的方法で治療すべきである。

〈参考文献〉

Becker-Wegerich P, Rauch L, Ruzicka T. (2001) Botulinum toxin A in the therapy of mimic facial lines.Clin Exp Dermatol. 26 (7) : 619-30. Review

Ellis DA, Tan AK (1997) Cosmetic upper-facial rejuvenation with botulinum toxin. J Otolaryngol. 26 (2:) 92-6

Manaloto RM, Alster TS (1999) Periorbital rejuvenation: a review of dermatologic treatments. Dermatol Surg. 25 (1) : 1-9. Review

Mendez-Eastman SK (2003) BOTOX: A review. Plast Surg Nurs. 23 (2) : 64-9

Pribitkin EA, Greco TM, Goode RL, Keane WM (1997) Patient selection in the treatment of glabellar wrinkles with botulinum toxin type A injection. Arch Otolayngol Head Neck Surg. 123 (3) : 321-6

Robb-Nicholson C (2002) By the way doctor. I've been reading about the cosmetric benefits of Botox injections,but what are the risks? Harv Womens Health Watch 10 (3) : 8

Sclafani AP, Kwak E (2005) Alternative management of the aging jaw line and neck. Facial Plast Surg. 21 (1) : 47-54

2. ボツリヌストキシンの禁忌

Berthold Rzany

ボツリヌストキシン治療に先立って，有害事象防止のためにも明らかな禁忌は除外しておく必要がある。

1 一般的な禁忌

醜形恐怖症

醜形恐怖症の患者というのは現実もしくは想像上の欠点について脅迫観念にとりつかれている人たちである。彼らは医師には見えないような欠点も大げさに指摘する。一般的にそれらの欠点は些細なものであるが，彼らにとっては醜いものであるということになる。避けられない瘢痕すら受け入れられないということはまた，美容治療後に不満足を来たすという警告でもある。患者によっては実際に精神障害や情緒障害がある者がいる。強迫神経症やナルシズムなど，人格的にボーダーライン上の患者は避けるべきである。

このような場合には美容外科医の判断で優しく，この方法では望む結果が得られないことを話すべきである。

2 薬剤との併用禁忌

1）神経筋伝達機構の障害を伴った疾患

ボツリヌストキシン治療は筋萎縮側索硬化症，重症筋無力症，多発性硬化症，Eaton Lambert 症候群の患者には禁忌である。これらの疾患はすべて神経筋伝達機構が障害されており，ボツリヌストキシンの全身的な影響で悪化する可能性がある。実際に Cote ら（Cote et al. 2005）はボツリヌストキシンの注射後に悪化した重症筋無力症の1例を報告している。また他のすべての薬剤と同様に絶対的な禁忌として，過敏症の既往のあるもの，ボツリヌストキシン血清型や賦形剤に対するアレルギーのあるものがある（Vartanian et al. 2005）。

ボツリヌストキシンのヒトにおける催奇形性についてはこれまでのところ信頼すべきデータは報告されていない。これまでに偶発的な妊娠における合併症は報告されていないが，妊婦や授乳中の女性に対してボツリヌストキシン治療は行うべきではない。

2）薬剤の相互作用

美容医学におけるボツリヌストキシンの使用に対して，今までのところ臨床的に重大な薬剤相互作用は報告されていない。しかし，神経筋伝達機構もしくは神経腺伝達機構に干渉する薬剤との相互作用が起きる可能性については考慮する必要がある。これらの薬物にはアミノ配糖体，シクロスポリン，d- ペニシラミン，脱分極性・非脱分極性の筋弛緩剤，キニジン，硫酸マグネシウム，リンコサマイド（訳者注：リンコマイシン，クリンダマイシンなど），アミノキノロンなどが含まれる。これらの薬剤のほとんどはボツリヌストキシンの効果を増強するが，アミノキノロンとクロロキンはボツリヌストキシンの作用を阻害する可能性がある。

3）注射に関する禁忌事項

ボツリヌストキシンは注射で用いられるため，出血性疾患があると非常に細い針を使っても皮下出血のリスクが高まる。出血時間に影響する薬剤の使用については，通常このような浅い注射では絶対的な禁忌ではない。たとえば，アセチルサリチル酸を服用している患者に対して，注射による皮下出血の可能性を説明し，治療することは可能である。

〈参考文献〉

Adamson PA, Kraus WM. (1995) Management of patient dissatisfaction with cosmetic surgery. Fac Plast Surg 11 : 99-104

Baker TJ, (1978) Patient selection and psychological evaluation.Clin Plast Surg 5 : 3-14

Cote TR, MohanAK et al. (2005) Botulinum toxin type A injections:adverse events reported to the US Food and Drug Administration in therapeutic and cosmetic cases. J Am Acad Dermatol 53 (3) : 407-15

Lewis CM, Lavell S,Simpson MF (1983) Patient selection and patient satisfaction. Clin Plast Surg 1983 321-332

Katez P (1991) The dissatisfied patient.Plast Surg Nurs 11 : 13-6

Sarwar D (1997) The 'obsessive' cosmetic surgery patient : a consideration of body image dissatisfaction and body dysmorphic disorder. Plast Surg Nurs 17 : 193-7, 209

Simpson LL (1982) The interaction between aminoquinolines and presynaptically acting neurotoxins.J Pharmacol Exppp Ther 222 (1) : 43-8

Vartanian AJ, Dayan SH (2005) Complications of botulinum toxin A use in facial rejuvenation. Facial Plast Surg Clin North Am13 (1) : 1-10

Vuyk HD, Zijlker TD (1995) Psychosocial aspects of patient counseling and selection: a surgeon's perspective. Fac Plast Surg 11 : 55-60

Chapter 3

準備・規則

3

Berthold Rzany

――はじめに――

治療の準備と規則は基本的にすべての美容治療と同じである。以下のリストは完璧なアウトラインというわけではなく，美容的なボツリヌストキシン治療の際の有用なアドバイスとなるためのものである。

1 記 録

治療に関連したデータは全て完全に記録しておくことを強く勧める。法的面でも請求事務に際しても有用であるばかりでなく，完全に記録しておくことによって自身の治療を改善し，同時に患者満足度も高めることに役立つ。

1）診療録

患者の身元確認のデータ，年齢，治療に関連した付随的な疾患の既往，治療に関係する服用中の薬剤（たとえばアセチルサリチル酸の服用など），また過去の美容治療歴などを記載する必要がある。

さらに治療そのものも記録しておくべきである。これは文章だけでもよいし，治療部位の図を描いてわかりやすくした文章でもよい。特に注射部位，注射した単位もしくは量はきちんと記載すべきである。

2）写 真

治療前の患者の状態を記録しておくことが望ましい。写真撮影は，可能であれば，セッティングを固定化したり，撮影に際し一定の手順を踏まなければならないなど，若干の努力を要するが，標準化すべきである。患者は治療前の状態を忘れやすいものであり，時に「何も変わっていない」などと思うことがある。こういう場合に，治療に先立って写真を撮っておくと誤解を避けることができる。

3）同意書

個々の患者の承諾書は徹底的に記録しておく。患者には適応が変わるごとに日付とサインを記入してもらうべきである。この治療で予想される効果や起こり得る合併症など，必要なすべての情報を含んだ患者用パンフレットを承諾書につけておくとよい。

4）治療計画

どのような美容治療においても治療計画を立てることはたいへん望ましいことである。患者は，ボツリヌストキシン治療は効果が永続しないことや，恐らく年に 3〜4 回の治療が必要になるという事実を知っておく必要がある。

2 スタッフ

スタッフはマーケティングや品質のコントロール，治療の介助などいくつかの点でトレーニングが必要である。

マーケティング：スタッフは提供される美容治療について理解し，ボツリヌストキシンについても何らかのインフォメーションを患者に与えられるようにしておく必要がある。スタッフは，できれば患者がサインした書類も含めて必要書類はすべて整理し，診療録についても責任をもって管理する。

3 テクニカルに必要なもの

1）部 屋

部屋については十分に明るい照明にすること。影ができなければ治療部位も見やすい。

2）椅 子

治療はすべて坐位で可能であるが，心配性な患者にはリクライニングのポジションがお勧めである。プラティスマバンドの治療はバンドが見えないため坐位で行うべきである。

3) 鏡

患者と医師が話し合う際には初めから鏡があった方がよい。鏡を使うことによって医師は，医師と患者の双方とも正確に同じ治療部位について話していると確信できる。治療後にも医師は患者に注射したポイントを示して，再度治療について説明できる。

4) コスメティックマーカー

注射のポイントをマークするためのコスメティックペンは，非対称にならないようにするためにも非常に有用である。例えば，前額部の治療では非対称になってしまうことがよくある。そこで，リップライナーのようなコスメティックペンを使用すれば，非対称になるリスクを大幅に軽減することができる。

5) 標準的なセッティング

必要な器具はすべて手の届く範囲に用意する（表 3.1）。ボツリヌストキシン治療のための基本セットは間違いなく役に立つ。

表 3.1　治療前に準備しておくもの

- 患者情報と承諾書
- 基本データのための記録媒体（電子カルテまたは通常のカルテ）
- 手鏡
- 写真記録のためのカメラ（従来のものかデジタル）
- 外用の局所麻酔剤（通常は必要ない）
- 外用の殺菌剤（無色でノンアルコールのものがよい）
- 無滅菌のドレッシング材
- リップライナーのようなコスメティックペン（注射ポイントをマークしておくと調和のとれた対称的な結果が得られやすい）
- ボツリヌストキシンのバイアル、必要なら希釈用の生食、使用するシリンジと針（針は 30 ゲージは必要、32 ゲージがあればなおよい）
- 圧迫のためのクールパックか冷やした生食
- 救急セット(非常にまれなアナフィラキシー反応の場合)

6) トキシンについて

希釈前のトキシンの保管

ボツリヌストキシンは冷蔵庫の中（ボトックス®，ディスポート®）や常温（ゼオミン®）で保管する。

希　釈

ボツリヌストキシンはすべて生理食塩水で希釈して調合する。美容目的で使用するときは通常ボツリヌストキシンを 2.5ml の生理食塩水で希釈する。それより低い希釈や高い希釈を好む医師もいる（表 3.2，3.3）。高い希釈の効果は明らかでない。ある投与量を 2 種類の用量で比較検討した小規模な研究によると，用量が多くなればなるほど周囲の筋肉により広く拡散するので効果がさらに高くなるが，同時に副作用のリスクも高くなる。（なお，この研究では効果持続期間についてのフォローアップがない）（Hsu et al. 2004）。

> ボトックス®とディスポート®の標準的な希釈は（訳者注：生食）2.5ml である。

希釈したトキシンの保管

製薬会社はどこも，ボツリヌストキシンは希釈後数時間で使いきるように奨励している。しかし，臨床の現場ではボツリヌストキシンはしばしば冷蔵庫内で数日から 2～3 週間保管されている。保管期間が長くなるに従って効果は弱くなり，汚染のリスクも高くなってくる。しかしながら，Doris Hexsel は，調合したボツリヌストキシンは使用するまで 6 週間ぐらいは効力が落ちなかったと報告している（Hexsel et al. 2003）。

表 3.2 ボトックス®：希釈率の異なった溶液中に含まれるボトックス®単位

ボトックス® 100U を希釈する生食の量	0.9% 生食					
	0.01ml	0.02ml	0.05ml	0.1ml	0.15ml	0.2ml
2.0ml	0.5	1	2.5	5		
2.5ml	0.4	0.8	2	4		
3.0ml	0.33	0.66	1.66	3.33	5	
4.0ml	0.25	0.5	1.25	2.5	3.75	5
4.5ml	0.22	0.44	1.11	2.22	3.33	4.44

表 3.3 ディスポート®：希釈率の異なった溶液中に含まれるディスポート®単位 (Rzany 2005 より改変)

ディスポート® 500 単位を希釈する生食の量	0.9%生食					
	0.01ml	0.02ml	0.05ml	0.1ml	0.15ml	0.2ml
2.0ml	2.6	5	12.6	25		
2.5ml	2	4	10	20		
3.0ml	1.7	3.3	8.3	16.7	25	
4.0ml	1.3	2.5	6.3	12.5	18.8	25
4.5ml	1.1	2.2	5.6	11.1	16.7	22.2

Tips and Tricks

■ 不満を示す患者の訴えのほとんどは医師と患者のコミュニケーション不足によると思われる。これは治療のコストにもかかわってくることである。患者は治療を始める前に，どの程度の効果が期待できて，費用がいくら位かかるかをよく理解しておく必要がある。

〈参考文献〉

Hexel DM, De Almeida AT, Rutowitsch M, De Castro IA, Silveira VL, Gobatto DO, Zechmeister M, Mazzuco R, Zeichmeister D (2003) Multicenter, double-blind study of the efficacy of injections with botulinum toxin type A reconstituted up to six consecutive weeks before application.Dermatol Surg 29：(5) 523-9

Hsu TS, Dover JS, Arndt KA (2004) Effect of volume and concentration on the diffusion of botulinum exotoxin A. Arch Dermatol 140 (11)：1351-4

Rzany B, Fratila A, Heckman M. (2005) Expertentreffen zur Anwendung von Botulinum toxin A (Dysport) in der Asthetischen Dermatologie.Kosmetische Medizin 26：134-41

Chapter 4

注射テクニック

4

Berthold Rzany

はじめに

現在のところ，外用によるボツリヌストキシン治療の実用化は遠い先である。ボツリヌストキシンが作用するためには注射されることが必要である。ボツリヌストキシン注射には，標準的なテクニックとマイクロインジェクションテクニックという2つの方法がある。

1　標準的なテクニック

治療の対象がはっきりしていて副作用のリスクが少ない場合には標準的なテクニックが用いられる。ボツリヌストキシンは30か32ゲージの針を用いて，皮膚に垂直もしくはベーベルを下にし，0.05mlかそれ以上の溶液を注射する。特に皺眉筋には標準的なテクニックが推奨される。骨膜には接しないようにする。

2　マイクロインジェクションテクニック

マイクロインジェクションテクニックは低用量のボツリヌストキシンを非常に浅く投与する方法である。目尻の皺の周囲にマイクロインジェクションテクニックでボツリヌストキシンを投与すれば，大頬骨筋に及ぶリスクを軽減することができる。

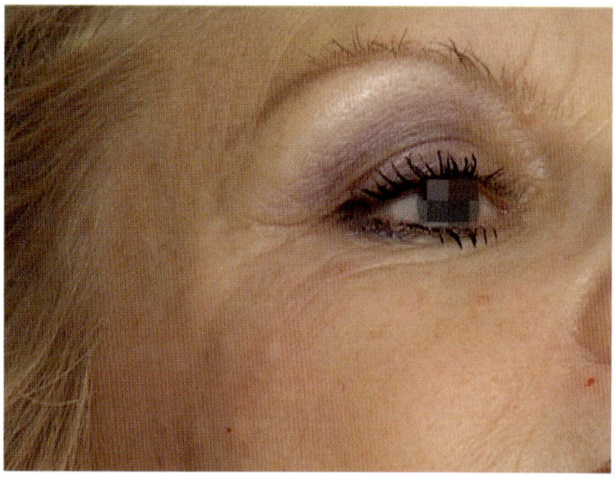

図 4.1　目じりのしわにボツリヌストキシンAをマイクロインジェクションテクニックで注射した後に見られる，小さな白色調の丘疹

マイクロインジェクションテクニックは皮内注射である。皮内反応の要領で少量（0.025ml以下）のボツリヌストキシンを約1cm間隔で非常に浅く注射する。ここでは32ゲージか少なくとも30ゲージを強く推奨する。正しく注射された時には，小さな，時に白っぽい丘疹が見られる（図4.1）。

3　その他のテクニック

ボツリヌストキシンは通常ファンテクニックで注射されることはない。これは周囲筋肉に望まざる治療効果が及ぶといった副作用を避けるためである。

Chapter 5

基本テクニック

5

Berthold Rzany, Mauricio de Maio

本章では最も一般的な適応について述べる。2人の著者が別々に書いたが，いずれもできるだけ臨床に即すように記述した。

投与量はボトックス®単位とディスポート®単位を使用しているので注意されたい。ボトックス®エステティクス，ヴィスタベル®，ヴィスタベックス®についてはボトックス®単位で記載している。

1. 前額部

Berthold Rzany

はじめに

前額部の筋肉は挙上筋である。この筋肉に対して過剰に治療すると，かえって老化現象の1つである眉毛の下垂を来たすこととなる。

1 解 剖

後頭前頭筋のうちの前頭筋は頭蓋表筋の一部である。前頭筋は眉毛と眉間の皮膚から起き，眼輪筋線維と交わっている。上方では頭蓋表筋の延長の腱である帽状腱膜に移行する。

この筋の収縮によって前額部に横じわができる。前頭筋が眉毛や上眼瞼を挙上するとき，目が開いて大きくなったように見える（表 5.1）。

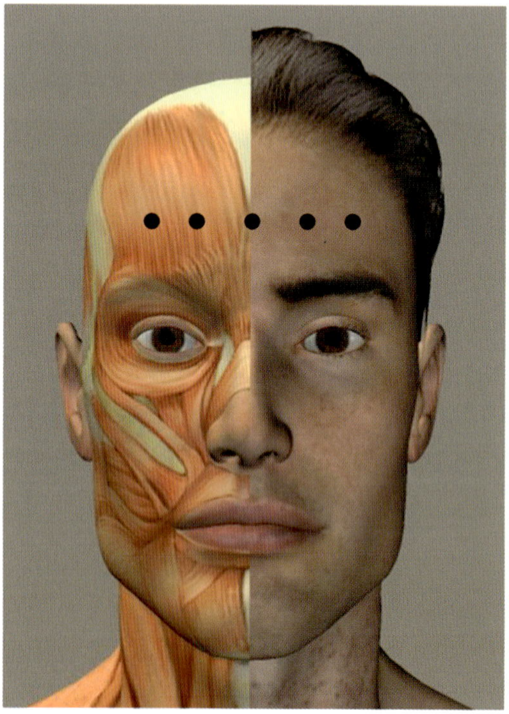

図 5.1 筋肉の動きが良好な男性
前額中央をターゲットとした注射ポイント

2 治療目的

前額部のしわを浅くすることである。

3 患者選択

患者選択が治療結果の良し悪しを決める。筋肉の動きが良好な患者ではベストな結果が得られて，静的なしわも表情じわも完全になくなる。その場合，眉毛の下垂を伴うことはなく，あってもほんのわずかである（図 5.1, 5.2）。これに対して筋肉の動きが過剰な患者や過緊張状態の患者では通常眉毛の下垂が避けられない。ただ眉毛下垂の程度にもよるが，それでもなお，結果はよか

表 5.1 前額部のしわの原因となる筋

筋肉	作用	協調筋	拮抗筋
後頭前頭筋	眉毛を挙上し，横のしわを誘発する	なし	皺眉筋，鼻根筋，眉毛下制筋

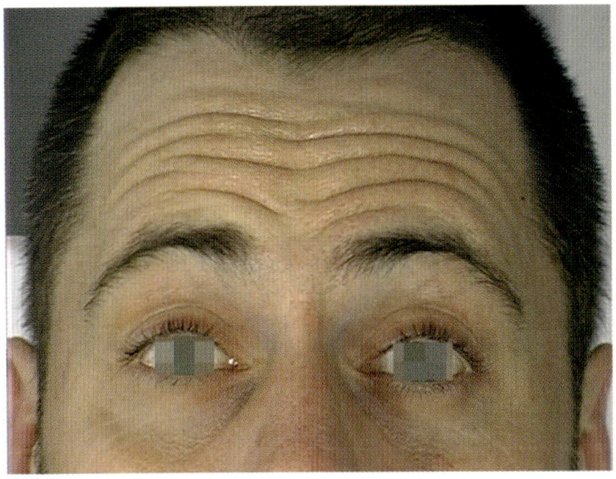

(a) 治療前の眉毛挙上時

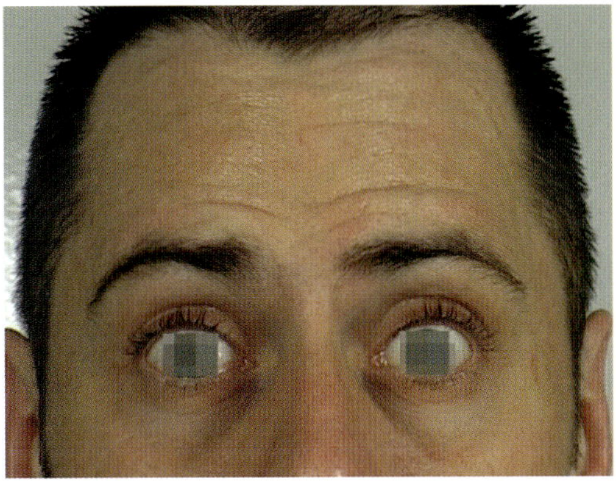

(b) ボツリヌストキシン A 治療後 1 週の眉毛挙上時

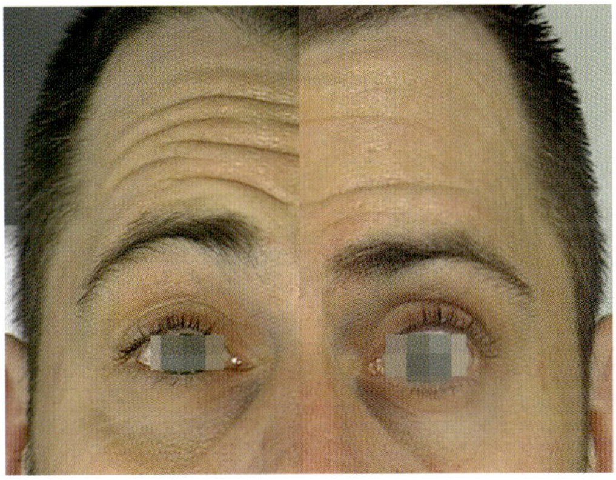

(c) 治療前とボツリヌス A 治療後 1 週の眉毛挙上時の分割写真

図 5.2 筋肉の動きが良好な，30 歳代，男性

ったとされることが多い (図 5.3, 5.4)。しかし，筋肉が過緊張状態にあって，明らかに皮膚の弾力もなくなっている場合には，眉毛下垂が起きると美容的には間違いなくひどい結果になってしまう (図 5.5)。このような患者ではボツリヌストキシン A は前額正中部分だけに使用した方がよい。

注射を内側の筋線維に限定すると眉毛外側直上に余計なしわができてしまい，いわゆるメフィスト顔貌になってしまう。メフィスト顔貌になるのは正中の前頭筋線維が収縮しないで外側の前頭筋線維が収縮するためである。これは同時に眉間にも治療した時にはよりはっきり見える。

大胆な患者もいるもので，こういう患者はすでに眉毛下垂があっても治療に挑戦しようとする。

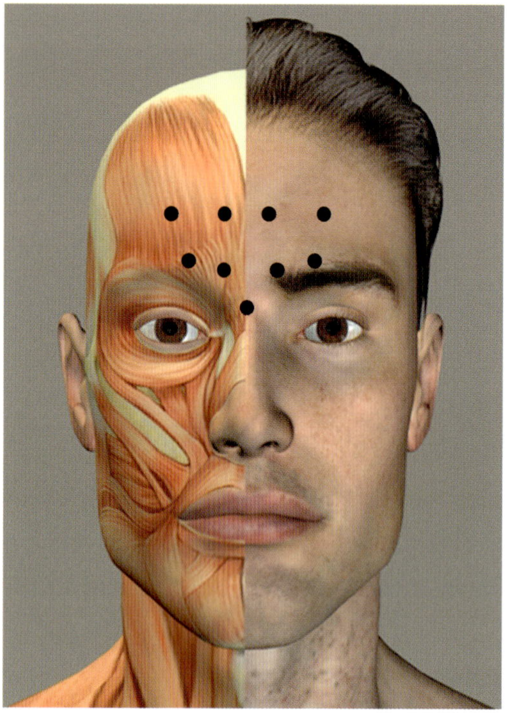

図 5.3 筋肉の動きが過剰な男性
前額部中央と眉間をターゲットとした注射ポイント

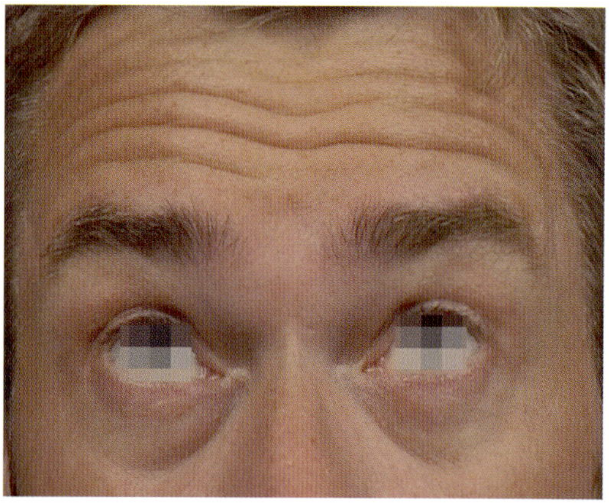

(a) 治療前の眉毛挙上時

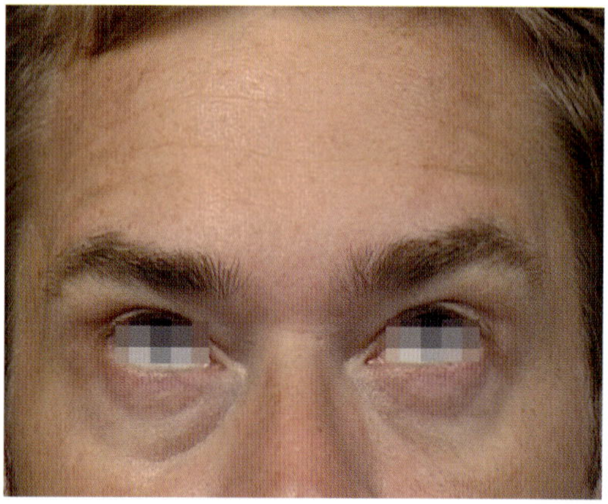

(b) ボツリヌストキシン A 治療後 4 週の眉毛挙上時

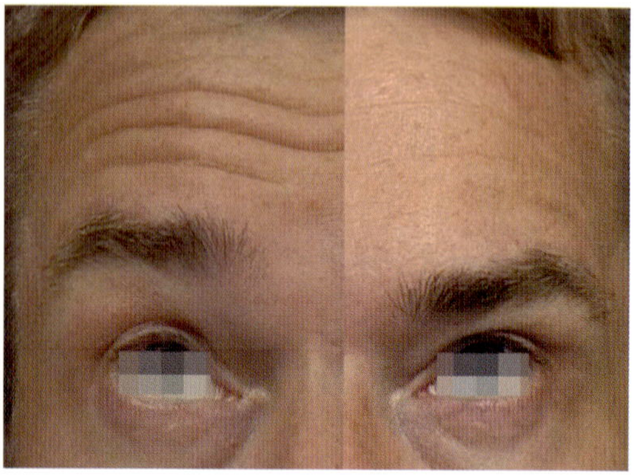

(c) 治療前とボツリヌストキシン A 治療後 4 週の眉毛挙上時の分割写真（軽度の眉毛下垂に注意）

図 5.4 筋肉の動きが過剰な，40 歳代，男性

こういう時，前額中央部分に治療を限定すると，しわのないゾーンの上にしわが残ってしまい妙な顔付きになることがある。

4 テクニック

1) 標準的なテクニック

前額部を治療するには 4〜6 カ所の注射で十分である（図 5.1, 5.3, 5.6）。注射ポイントは前額部の真中部分に分布するようにする。外側の注射ポイントが瞳孔中央ラインより内側だと，前頭筋外側部分によって眉毛外側が挙上する（図 5.6）。女性患者にはこの注射ポイントが好ましい。男性の患者では外側の注射ポイントは眼の外眼角ラインの内側にした方がよい。

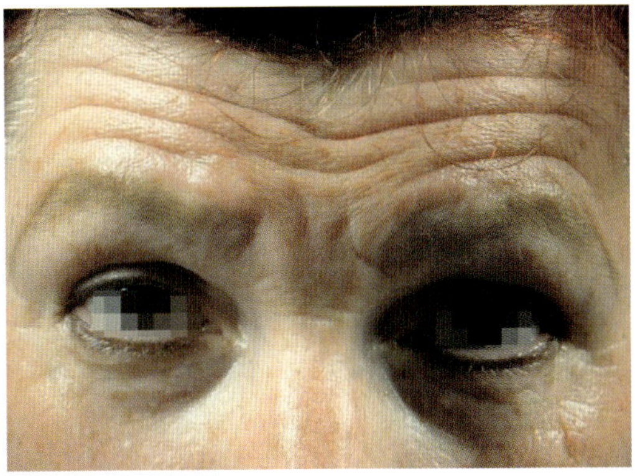
(a) 前額部治療前

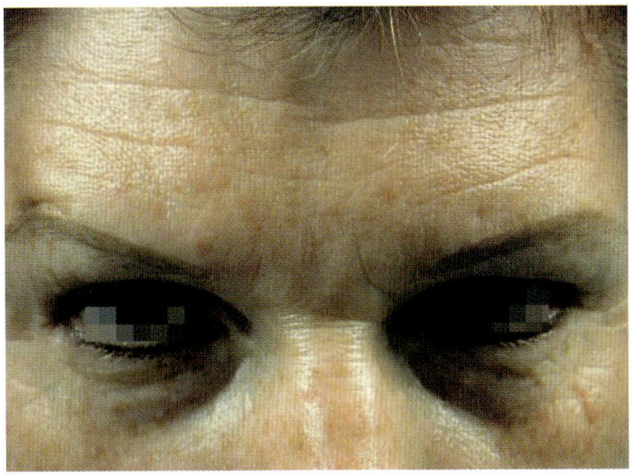
(b) ボツリヌストキシンA治療後4週，高度の眉毛下垂を呈する

図 5.5　筋肉の動きが過剰で過緊張状態も呈する，60歳代，女性

2) 広い額またはしわのない額の治療

広い額や前額部全体をしわのない状態にするのが目的である場合には，投与量が多くなることがある。どちらの場合も当初のしわの上に二次的なしわが見られることがある。

3) 眉間とのコンビネーション治療

前額部はしばしば眉間と一緒に治療される（2. 眉間　参照）。この場合には，表情が固まってしまうことを避けるために全体の投与量を減らすことがある。

5　合併症

1) 眉毛下垂

眉毛下垂は最も一般的で好ましくない副作用である。筋肉の動きが過剰な患者の大多数に起こるし，また筋肉が過緊張状態の患者ではほぼ全例に見られる。眉毛下垂に対しては，この症状は一時的なものだと言って患者を安心させるしか方法がない。

2) メフィストサイン

前額部の治療が左右の瞳孔中央ラインの内側に限局している場合，特に筋肉の動きが過剰な患

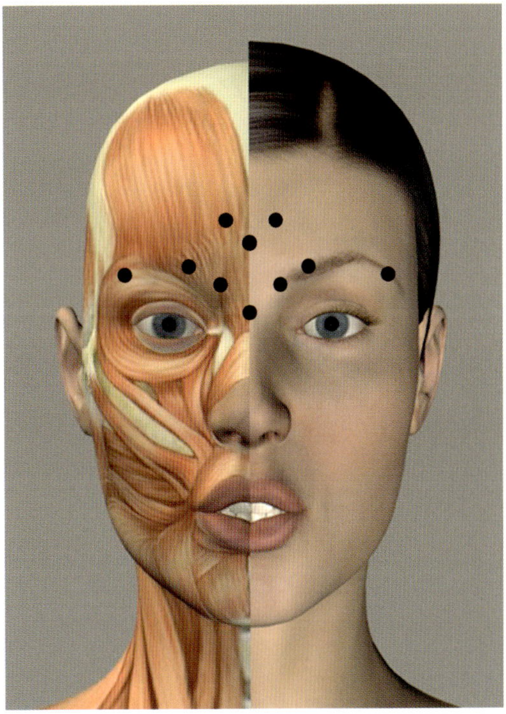
図 5.6　筋肉の動きが過剰な，50歳代前半，女性
前額中央部と眉間をターゲットとした注射ポイント

前額部の治療

● 注射ポイント	中央部に 4〜6 カ所 外側のポイントによって眉毛の動き方が決まる。〔外側のポイントがより内側にある場合には眉毛外側が挙上する程度が強くなる（女性パターン）	
● 注射テクニック	深く，骨膜には接しない	
● 投与量（1 本のしわに対し）	ボトックス®	10〜15 単位
	ディスポート®	25〜40 単位

者では，前頭筋外側の動きによってしわがかえってはっきり見えたり，従来からあるしわがもっと目立って，いわゆるメフィストサインを呈したりするようになる。メフィストサインは，患者が額を上げた時に最も強く収縮するポイントに注射することによって修正することができる。注射ポイントは眼窩縁から約 1cm 上がよい。しかし，この追加注射によって眉毛下垂が起こることがあるので注意する。

3）残存する眉毛上のしわ

患者によっては，前額全体を治療した時に眉毛上に小さなしわが残ることがある。こういう時は少量のボツリヌストキシン A（およそ 2〜3 ディスポート®単位かまたは等量のボトックス®単位）によるマイクロインジェクションが有効である。眉毛下垂防止のために，少量で行うことが大切である。眉毛下垂も起こさせないその他の方法としては，吸収性の注入用フィラー（例えばヒアルロン酸やコラーゲン）が推奨される。

Tips and Tricks

- 患者の声に耳を傾ける。患者が望んでいることを確実に把握すること。初回の治療では，患者を落胆させないように最小限の控えめな治療がよい。特に，皮膚がたるんで筋肉が過緊張状態の患者には要注意である。この場合には他の治療法を選択した方がよい。

2. 眉　間

Berthold Rzany

はじめに

医師にとっても患者にとっても，ボツリヌストキシンA治療を最初に行う部位は通常，眉間である。

1　解　剖

眉間のしわは，眉毛下制筋・皺眉筋・鼻根筋の3つの筋肉によって作られる。眉毛下制筋は眼輪筋眼窩部内側部分である。内側眼瞼靭帯から起り，頭側が扇状の形に眉毛内側の真皮に付着する。眉毛下制筋が収縮すると眉毛が下がり，脅しているような表情に見える。皺眉筋は眼輪筋眼窩部深層の独立した部分とみなされているが，内側の眼窩輪に由来して，徐々に外側に向かい，眉毛中央部上方で真皮に移行する。皺眉筋の収縮によって眉毛間に縦じわができる。鼻根筋は鼻稜より起り，眉間の皮膚に移行する。鼻根筋の筋線維は後頭前頭筋の前頭筋線維と複雑に絡み合っている。鼻根筋の収縮によって眉毛間に横じわが生じる（表5.2）。

2　治療目的

目標は，眉間の縦じわと横じわの改善である。

3　患者選択

繰り返しになるが筋肉の動きが良好な患者と過剰な患者は治療に最も適した患者である。筋肉の動きが良好な患者では，怒りや精神が集中している時にだけ眉間にしわができ，そのしわは浅いことが多い。これに対し，筋肉の動きが過剰な患者は怒りや精神の集中を表現したいという意志とは関係なく眉間にしわを作る。しわは筋肉を収縮させた時に見られ，より深い。このため，さらに治療が難しくなる（図5.7）。

これらの患者の眉間のしわに対して，ボツリヌストキシンAは中等度の効果しかない。これは眉間のしわが，筋肉を緩めた状態でも存在するためである。治療効果を高めるためには通常，注入用フィラーの追加治療をする必要がある。

また，男性は女性に比べて筋肉の力が強いので投与量が多くなるのが普通である（図5.8，5.9）。

4　テクニック

眉間のしわを形成する3つの筋肉をすべてカバーするように，投与量全体を眉間の3～5カ所に分散するように注射ポイントを置く。

ほとんどの場合，最初の注射ポイントは鼻根筋である。眉間の治療のために最も重要な注射ポイントは皺眉筋内の2点である。皺眉筋は眼窩縁のおよそ0.5～1cm上方で内側に位置する。さらに，最初の2点の注射ポイント上の皺眉筋（燕の形）の走行に沿った外側の2点にも注射する。注射は皮膚に垂直にする。骨膜に接しないように注意する（図5.8，5.10）。

表 5.2 眉間のしわの原因となる筋

筋肉	作用	協調筋	拮抗筋
眉毛下制筋	眉毛内側を引き下げる	皺眉筋	後頭前頭筋
皺眉筋	縦じわを誘発する	眉毛下制筋	後頭前頭筋
鼻根筋	横じわを誘発する	眉毛下制筋	後頭前頭筋

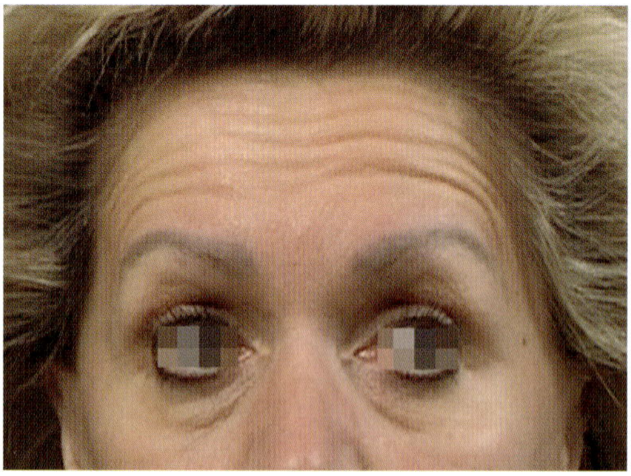

（a）治療前の眉毛挙上時

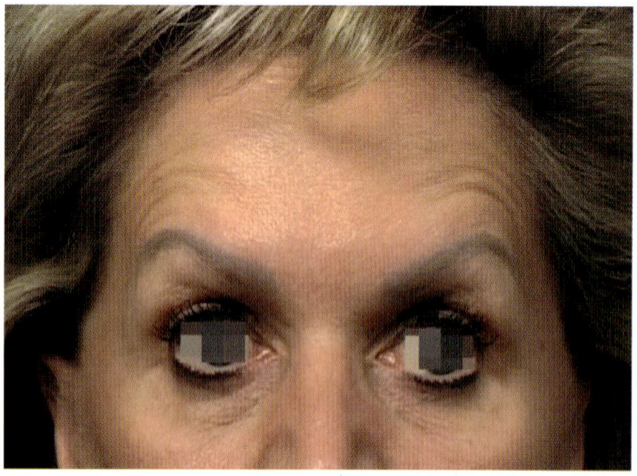

（b）眉間，前額中央部，外側眉毛挙上治療後 4 週（いわゆるメフィストサインの出現に注意）

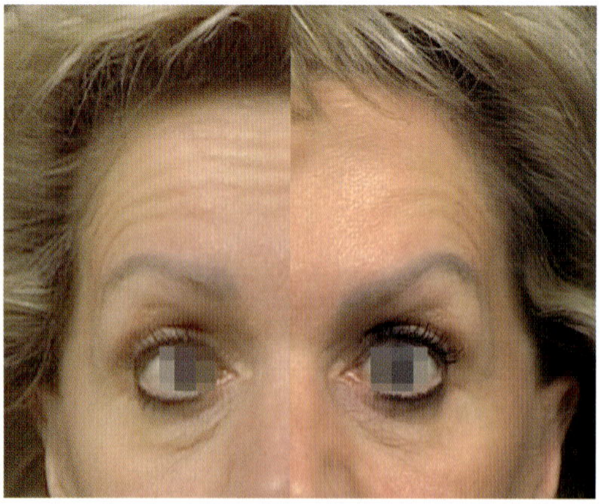

（c）治療前と治療後 4 週の分割写真

図 5.7 筋肉の動きが過剰な，50 歳代前半，女性

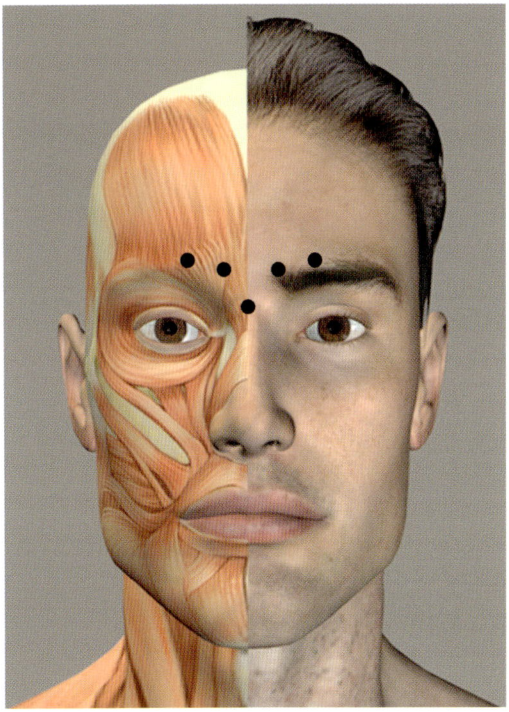

図 5.8 男性の眉間をターゲットとした注射ポイント

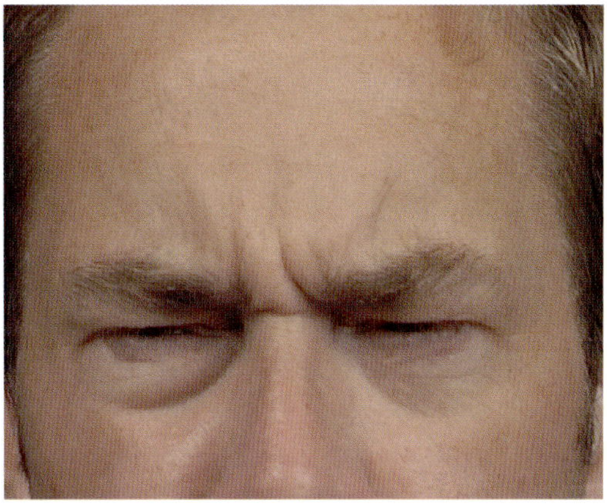

(a) 治療前の眉を寄せた状態

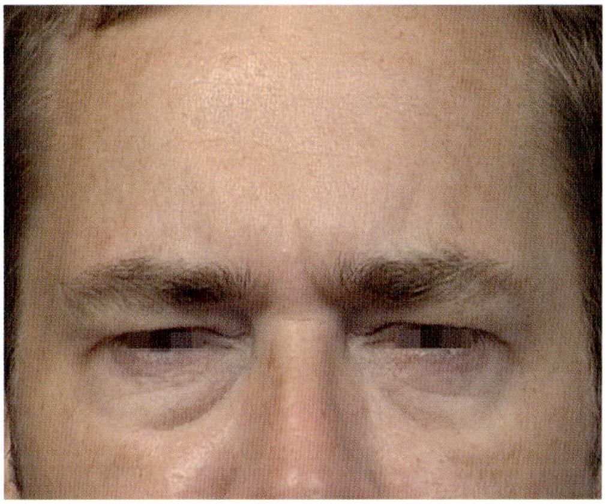

(b) ボツリヌストキシン A 治療後 4 週，眉を寄せた状態

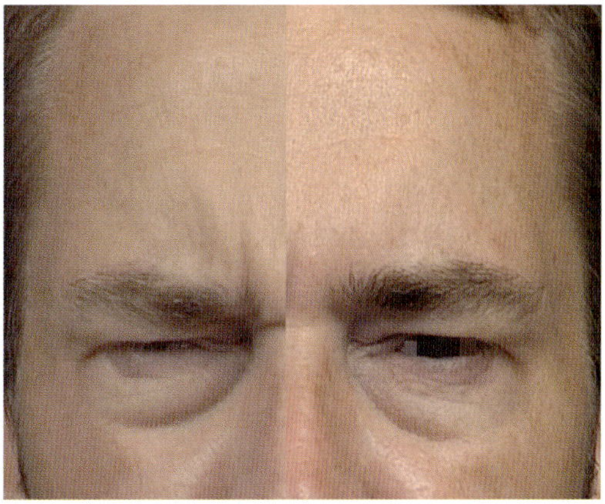

(c) 治療前と眉間のボツリヌストキシン A 治療後 4 週の安静時の分割写真

図 5.9 筋肉の動きが過剰で過緊張状態も呈する男性

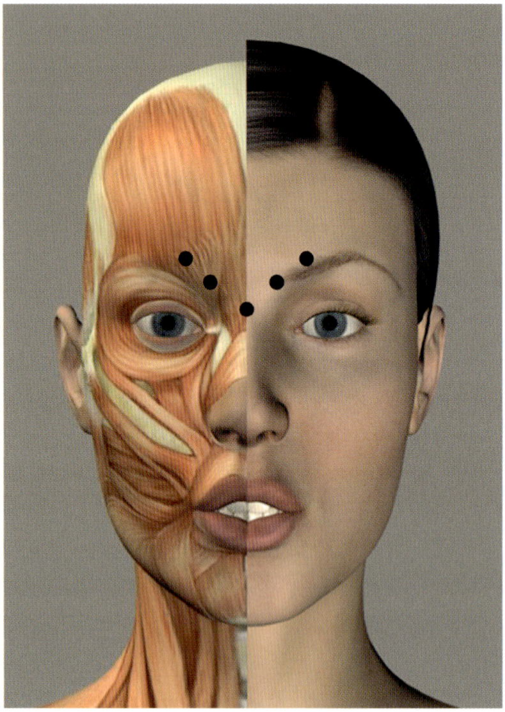

図 5.10　女性の眉間をターゲットとした注射ポイント

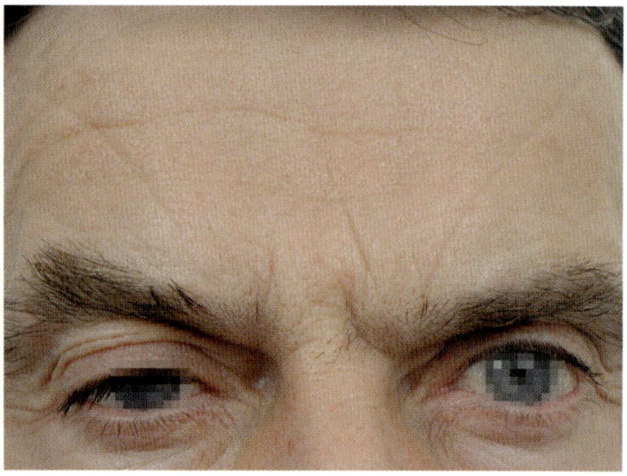

図 5.11　ディスポート® 50 単位注射後 2 週の眼瞼下垂の状態（筋肉が過緊張状態の患者，Rzany et al. 2006）

眉間の治療

- **注射ポイント**　3〜5 カ所
  - ・鼻根筋への注射ポイント…1 カ所（反対側の眉毛と内眼角を結んだ左右 2 本の線が交差する点）
  - ・左右の皺眉筋への注射ポイント…各 1 カ所ずつ（眼窩上神経の出口の延長上で内側眼窩縁の 0.5〜1cm 上）
  - ・皺眉筋外側部と前頭筋部を治療するための，さらに外側の追加注射ポイント…2 カ所（眼窩縁の約 1cm 上）
- **注射テクニック**　深く，骨膜には接しない
- **投与量（トータル）**　ボトックス®　20〜40 単位
  ディスポート®　30〜70 単位の範囲内で 50 単位

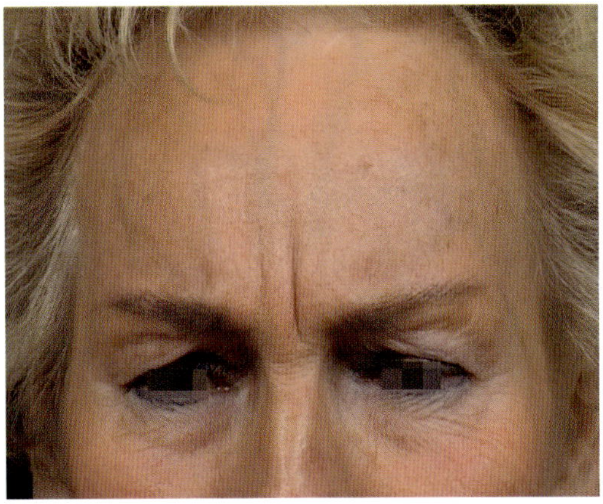

(a) 眉を寄せた治療前の状態

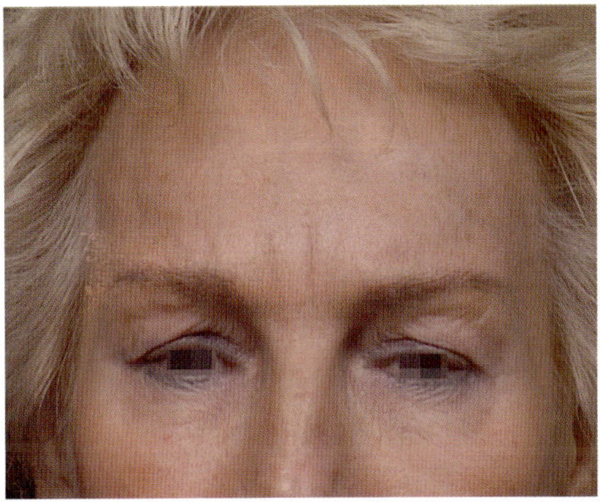

(b) ボツリヌストキシン A 治療後 4 週の眉を寄せた状態

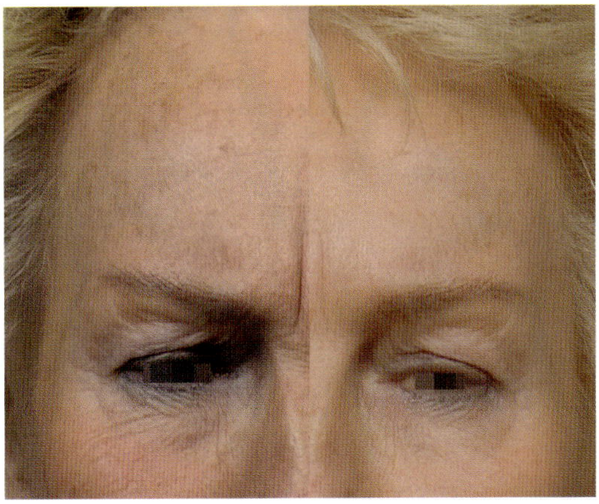

(c) 治療前と眉間のボツリヌストキシン A 治療後 4 週の安静時の分割写真

図 5.12　筋肉が過緊張状態の女性

5　合併症

1) 眼瞼下垂

眼瞼下垂は最も望ましくない結果である。眼瞼下垂は相当量のトキシンが眼瞼挙筋に拡散していくために起こる（図 5.11）。幸い眼瞼下垂は通常 2〜3 週間で元に戻る。

2) 眉間が平坦になること・広がること

特に筋肉が過緊張状態の患者では，眉毛内側部分がかなり広くなり美容的には好ましくない結果となってしまう（図 5.12）。

Tips and Tricks

- 皺眉筋が強い場合，注射ポイントが 3 カ所では恐らく不十分である。こうした場合，皺眉筋の内側部分だけを治療しても，皺眉筋の内・外側の筋肉の動きが残ってしまう。
- 皺眉筋の内側を治療する時に，小動脈を損傷し血腫を作ってしまうことがある。これは通常，注射の前後にクーリングすることによって防止できる。

3. 眉毛挙上

Mauricio de Maio

――はじめに――

顔面上1/3では，老化が進むにつれて，前額と眉毛，特に外側1/3が徐々に下がってくる。眉毛が下がってくると上眼瞼が厚くなり，眼瞼形成術だけでは治療が不十分な場合がある。また老化とともに，眉毛中央の筋肉の動きが過剰になってくるのが普通である。前頭筋は筋線維を過剰に収縮させることで眉毛の位置を保とうとするので，その結果，前額部に横じわができる。

眉毛の位置は男性と女性で異なる。女性での理想的な位置は眼窩縁より上である。これに対し男性では眼窩縁上に位置する。眉毛の内側と外側端は同じ水平線上になければならない。このような特徴が見られなくなり，特に眉毛の外側部分が下がってくると，患者は疲れたように見えるとか上眼瞼が厚くなったなどと訴える。

眉毛挙上については多くの方法が報告されてきた。しかしながら，それらは皆，フィラーの注入は別として大多数は侵襲的な治療である。最も普通に行われる治療は冠状切開，前睫毛切開，内視鏡下の吊り上げ，スレッドリフトなどである。何らかの麻酔が必要であり，ほとんどは入院が必要となる。ボツリヌストキシンの使用によって眉毛挙上に対するアプローチが変わり，今後はこれが最も一般的な治療法となるだろう。

1 解 剖

顔面上1/3はヘアーラインから眉毛直上の部分である。男性ではヘアーラインの後退に伴って前額部上方部分は前頭筋の上方部分に一致する。前頭筋が静止時に正常な緊張を保つことによって眉毛の正常な位置が保たれる。帽状腱膜は脂肪の直下にあり頭蓋骨を被っている。前頭筋は後頭前頭筋の前方部分である。帽状腱膜は冠状縫合の前で前頭筋を起始し，部分的に前頭筋の筋腹に覆われる。その筋腹は骨に付着することなく下行し，眼輪筋と一体となる。前頭筋内側の筋線維は鼻根筋の筋線維と一体となり，鼻で連続する。前頭筋は2つに分かれており，前額中央の上の方は筋肉がなく帯状の筋膜となっている。

通常，前頭筋は，驚きの表情として眉毛を挙上したり，驚愕した時にさらに眉毛を高く挙上したり，考え事をしている時に額に横じわを作ったりするよう作用する。眉毛には挙上筋が1つと，皺眉筋・鼻根筋・眼輪筋など下制筋としての拮抗筋が3つある。前頭筋は鼻のレベルで眼輪筋眼窩部と交錯する。また，皺眉筋の斜走する筋線維とも一緒になる。皺眉筋は小さく幅の狭い筋で，眉弓隆起部の内側端から起こり，左右の眼窩縁の間の上方の皮膚深層に付着する。皺眉筋は前頭筋と眼輪筋の下を走る。皺眉筋は眉毛を内下方に引き，眉間に縦じわを形成する。目を細めたり保護するように作用する。鼻根筋は鼻骨から起き，眉毛間で額の皮膚に付着する。鼻根筋は眉毛内側を下方に引き，このレベルで横じわを形成する。眼輪筋が収縮すると眉毛全体が下方に下がる（表5.3）。

表 5.3 眉毛の位置に関与する筋

筋肉	作用	協調筋	拮抗筋
前頭筋	眉毛と鼻の皮膚を挙上する	後頭筋	鼻根筋，皺眉筋，眼輪筋
皺眉筋	眉毛を内下方に下げる	眼輪筋，鼻根筋	前頭筋
鼻根筋	眉毛内側端を押し下げる	皺眉筋，眼輪筋	前頭筋
眼輪筋	眼窩部：眉毛の隆起，随意的な閉瞼 眼瞼部：まばたきの時に瞼を閉じる 涙嚢部：瞼と涙乳頭を内側に引き寄せる 涙嚢を圧縮する	皺眉筋，鼻根筋	上眼瞼挙筋：閉瞼に対して 前頭筋：眉毛の隆起に対して

2 治療目的

目標は，眉毛外側を挙上することである。症例によっては眉毛内側部分も挙上する必要がある。眉毛を挙上することによって，上眼瞼の下垂が減少し，同時に，疲れたような表情や悲しい表情が改善する。

3 患者選択

筋肉を緩めた時と収縮させた時の両方の状態を評価する必要がある。緩めた時の評価で前頭筋が弱く下制筋の力が強ければ，ボツリヌストキシンによる眉毛挙上は有効である。年齢に関係なく，眉毛，特に外側の位置が低いと，上眼瞼は厚ぼったくなる。筋肉の動きと年齢に応じて静的なしわが見られる。加えて，額が広ければ注射ポイントも増え，当然投与量も増えるので，額の広さも考慮する必要がある。

患者と話している間に表情の動きを見て，筋肉の動きが良好なのか，過剰なのかそれとも筋肉が過緊張状態にあるのかを見極める必要がある。驚きを表現するとき眉毛挙上ができるのは，筋肉の動きが良好な患者だけである。動きがなければ額には横じわは見られない。逆に筋肉の動きが過剰な患者は驚きの表情とは関係なく眉毛を挙上する。前頭筋が過剰に収縮するので前額部に横じわがよく見られるが，筋肉が緩むとそのしわはすぐになくなる。筋肉が過緊張状態の患者では，眉毛挙上筋も下制筋もともに緊張を緩めることができない。このため筋肉を緩めた状態，収縮した状態のどちらでもしわは見られる。

筋肉の動きが良好な患者では最良の結果が得られる。静的なしわも表情じわも完全にとれ，眉毛全体もよく挙上することができる。

前頭筋の動きが過剰な場合，前額部を治療する時に前頭筋内側の筋線維がブロックされることによって，メフィスト顔貌になってしまうことがある。メフィスト顔貌は前頭筋の外側筋線維が過剰に収縮して，内側の筋線維が収縮しないことによって生じる。その場合，眉毛外側直上に好ましくないしわができる。筋肉が過緊張状態の患者は治療が難しい。こういう時に眉毛外側を治療すると眉毛下垂が起こってしまう可能性がある。

4 テクニック

1）テクニック 1

眼輪筋眼窩部上外側の筋線維にボツリヌストキシン A を注射する。眼輪筋外側部の治療には眼窩縁の約 0.5cm 上 1 カ所で十分である（図 5.13）。

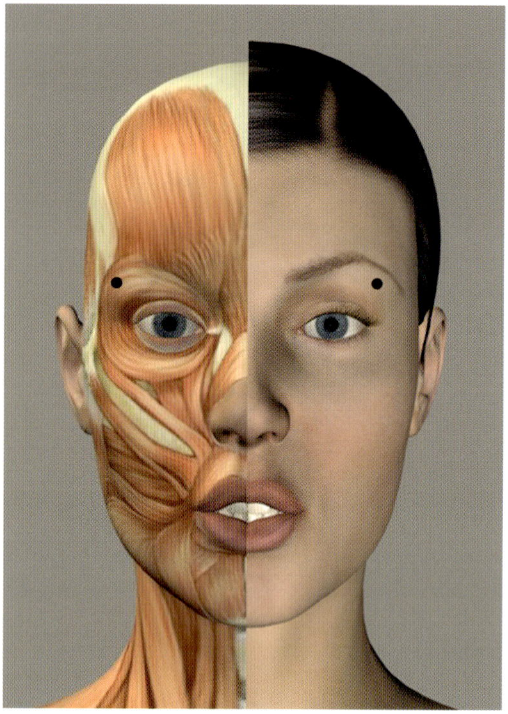

図 5.13 テクニック1：眉毛挙上に対する注射ポイント
左右それぞれの眼輪筋眼窩部1カ所をターゲットとしたポイント。

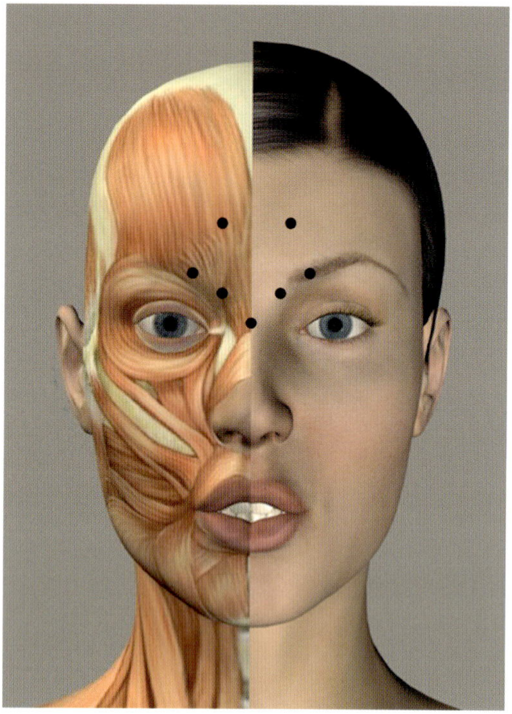

図 5.14 テクニック2：眉毛挙上に対する注射ポイント
ここでは前額部中央が治療されている。

2）テクニック2

眉毛外側の挙上に非常に有用なのは，下制筋全体のブロックと前頭筋内側筋線維の部分的なブロックである。正しいテクニックは前額部と眉間の項に記述した（Chapter 5 1. 前額部，2. 眉間；図 5.14）

3）テクニック3

熟練した医師に奨める第3の方法は，眉毛の中に数カ所注射する方法である。針先を上にして浅く注射する。眉毛外側挙上のみであれば，半側瞳孔線上で眼窩上孔に向って外側から3カ所注射する（図 5.15-a）。眉毛内側と外側双方を挙上するためには，ボツリヌストキシンを眉毛全体の5カ所に分布するように注射する（図 5.15-b）。

結果は患者によって異なるが，常に眉毛挙上の目的を考えておく必要がある。テクニック1は，前頭筋外側筋線維に拮抗する力が強く，拮抗筋をブロックするだけで十分挙上効果が得られるような中等度の眉毛外側の挙上に適している（図 5.18）。テクニック2は，眉毛外側だけを挙上したいが，前額部には横走する筋線維がそれほど多くなく，正中部にのみあるような時には良好な結果が得られる（図 5.19）。テクニック3は，眉毛内側・中央部・外側の挙上には間違いなく最も適しているが，熟練した医師のみが行うべきである（図 5.20）。

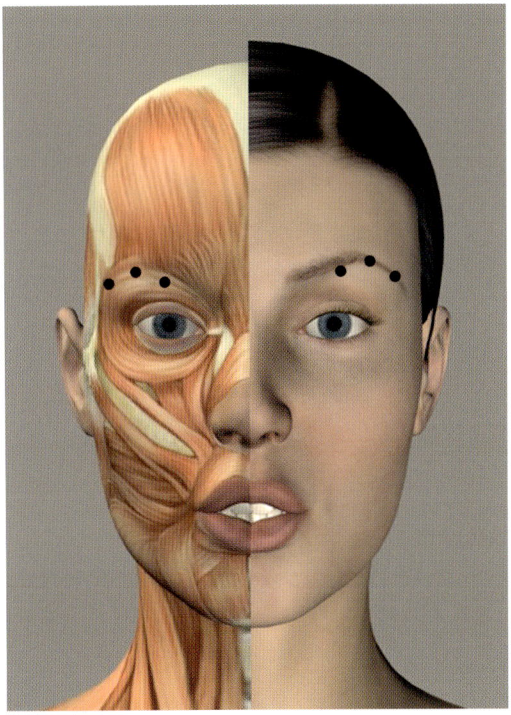

（a）眉毛外側に 3 カ所の注射ポイント

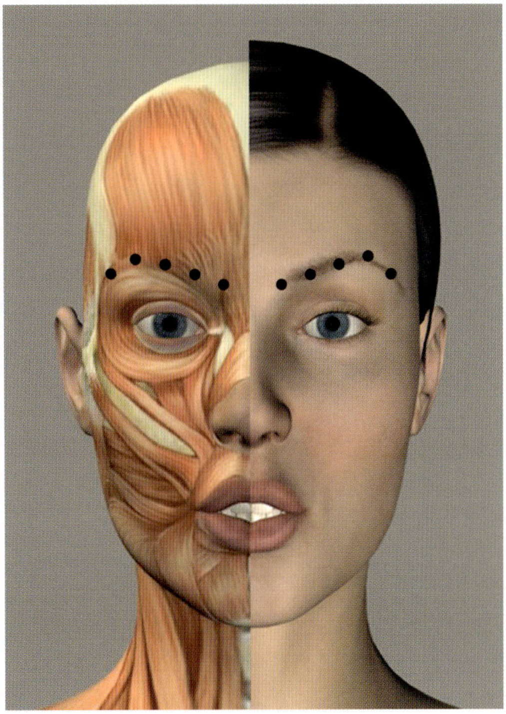

（b）眉毛全体に 5 カ所の注射ポイント

図 5.15 テクニック 3：眉毛挙上に対する注射ポイント

眉毛外側の挙上

- テクニック 1（図 5.13, 5.16）
  - ・眼窩上縁から約 0.5cm のところに 1 カ所注射
  - ・投与量（1 カ所につき）　ボトックス® 3 ～ 4 単位　ディスポート® 10～12 単位
- テクニック 2（図 5.14）
  - ・7 カ所に注射
  - ・投与量
    - ボトックス®　皺眉筋：注射点 1 カ所につき 3～5 単位　鼻根筋：3～5 単位　前頭筋内側筋線維：2～6 単位（2 カ所）
    - ディスポート®　皺眉筋：注射点 1 カ所につき 10～15 単位　鼻根筋：10～15 単位　前頭筋内側筋線維：6～15 単位（2 カ所）
- テクニック 3（図 5.15, 5.17）
  - ・眼窩縁の上約 0.5cm のところに 3～5 カ所注射
  - ・投与量　ボトックス®　注射点 1 カ所につき 1 単位　ディスポート®　注射点 1 カ所につき 3 単位

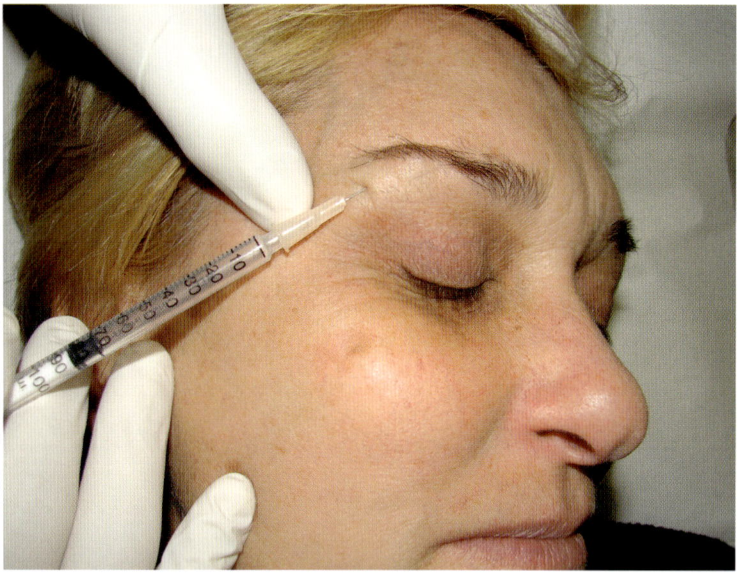

図 5.16 テクニック 1：1 カ所の注射ポイント
眼輪筋眼窩部上外側の筋線維による下制効果をブロックするのに有用である。涙腺のポンプ機構を障害しないように注意する。

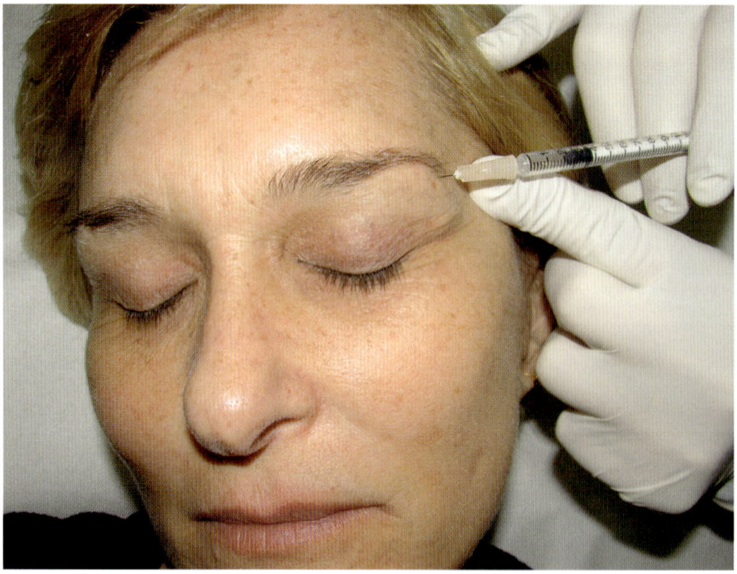

（a）最初の注射ポイント
注射は浅く，眉毛内にする必要がある。眼輪筋（上外側線維）と前頭筋（下外側線維）が混ざった筋線維をブロックする。

図 5.17 テクニック 3

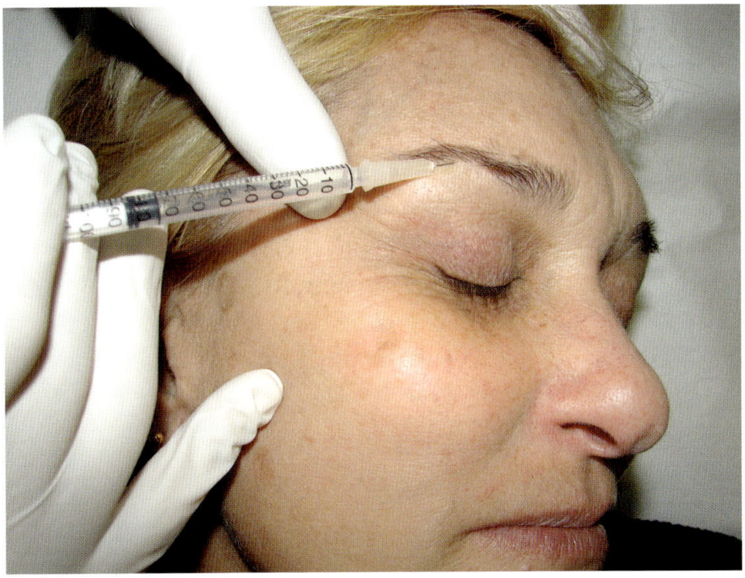

（b）2 番目の注射ポイント
注射は眉毛内で浅く，（a）で述べられたのと同じ筋線維をブロックする。

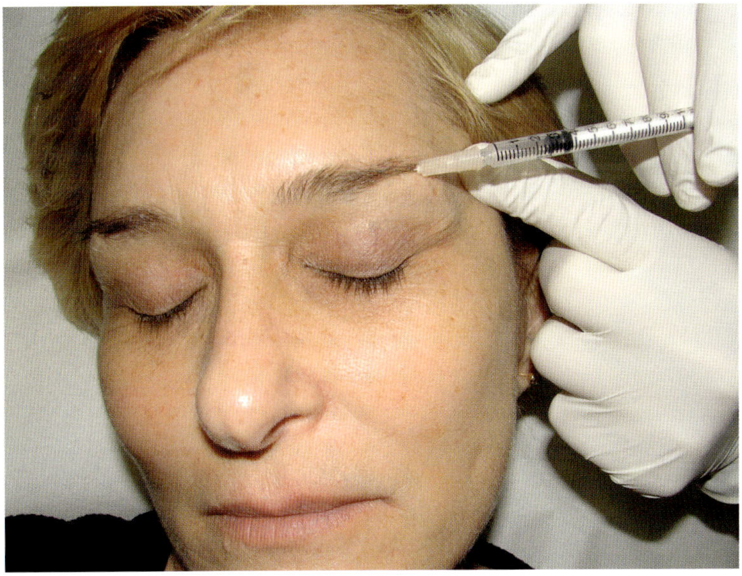

（c）3 番目の注射ポイント
これが眉毛外側挙上のための仕上げの注射ポイントになる。針は半側瞳孔線上で眼窩上孔の方向に皮膚と平行に刺す。

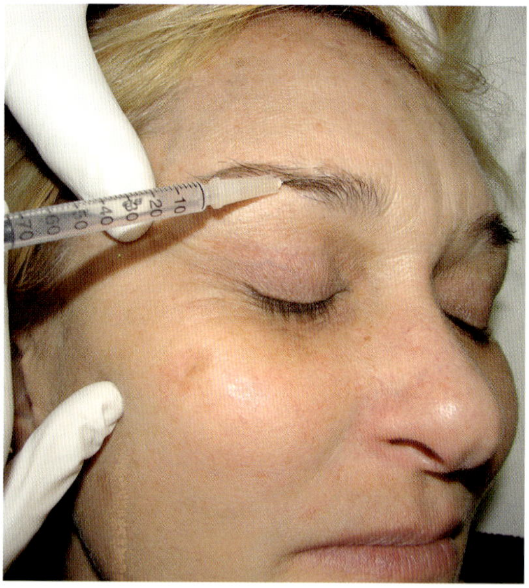

(d) 4 番目の注射ポイント
眉毛中間部を挙上する必要がある時にこの 4 番目の注射ポイントが使われる。針は皮膚と平行に浅く刺す。ここでブロックされる筋線維には，前頭筋下方の線維，皺眉筋に付着する線維，眼輪筋上方の線維などが含まれる。

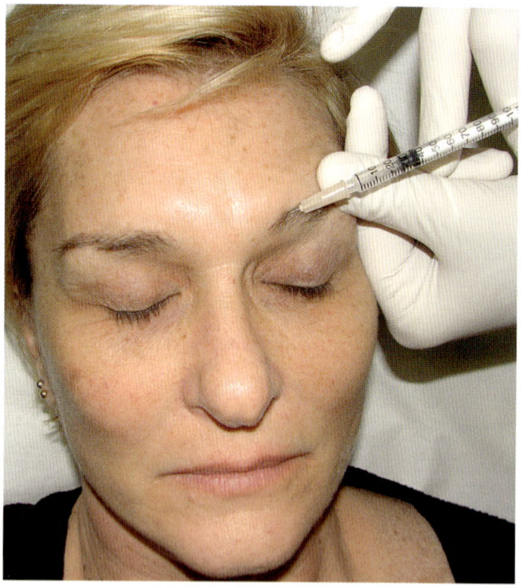

(e) 5 番目の注射ポイント
眉毛の最も内側が挙上される。注射の仕方は同様で，皮膚に平行で浅く，少量を投与する。

図 5.17 テクニック 3

5 合併症

まれに眼瞼下垂が起こることがある。また，筋肉が過緊張状態の患者では眉毛の外側にボツリヌストキシン A を過剰に投与してしまうと眉毛下垂が起こることがある。

眉毛の中に注射するテクニック（テクニック 3）ではボツリヌストキシン A の注射が深すぎたり，針を下方に向けて注射したりすると眼瞼下垂を来たす可能性がある。

Tips and Tricks

- 眼輪筋外側を触りながら患者に目をギュッとつぶってもらう。注射ポイントはこの外側部分の近くだが，常に眼窩縁の上でなければいけない。学習の手順に沿うこと：まず第一にテクニック 1 をトライすること。次いでテクニック 2，さらにテクニック 3 へと進む。テクニック 3 では注射ポイントは 3 カ所から始めて十分習熟したら 5 カ所とする。

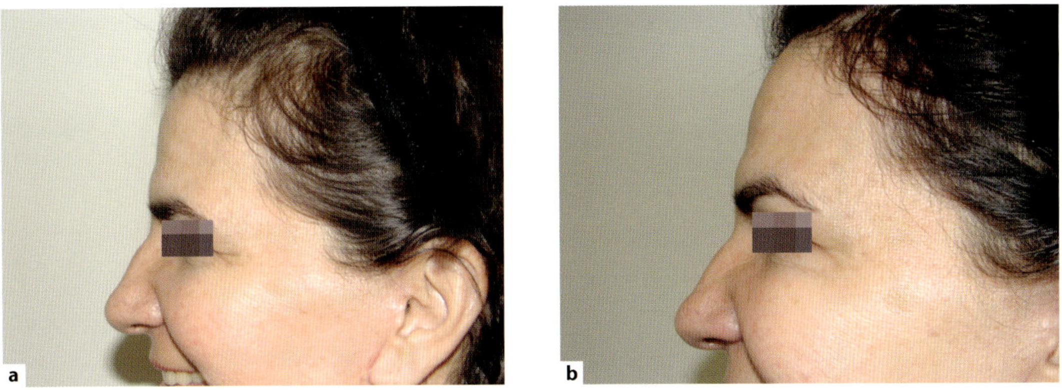

図 5.18 テクニック 1：眼輪筋上外側の筋線維の眉毛下制効果をブロックするための眉毛外側の注射ポイント 1 カ所

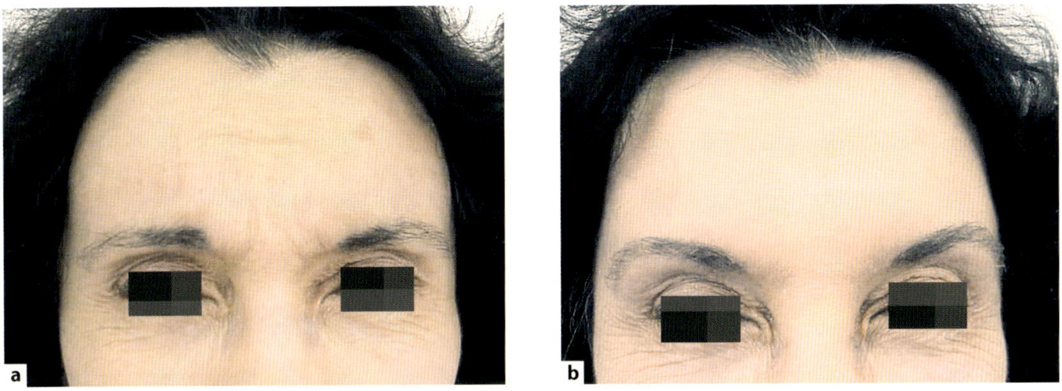

図 5.19 テクニック 2：皺眉筋，鼻根筋と前頭筋の内側筋線維のみのブロックによる眉毛挙上

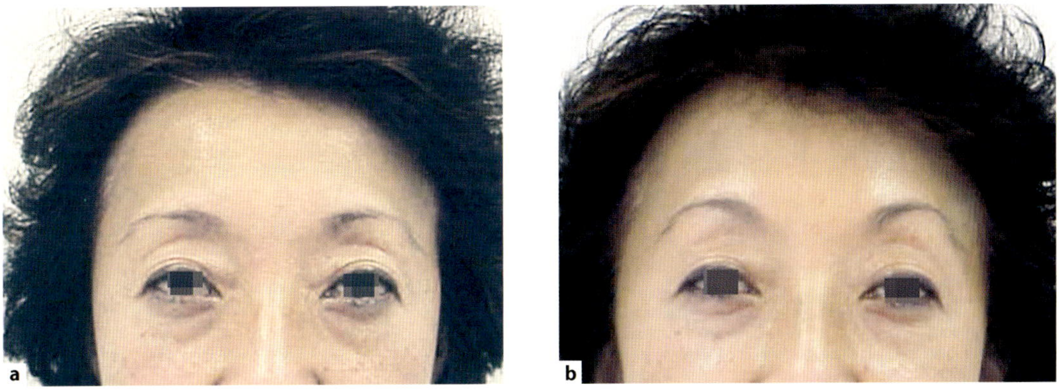

図 5.20 テクニック 3 で 5 カ所注射：眉毛内側，中間部，外側の挙上効果に注目。ここでは同時に過剰な上眼瞼皮膚の状態も改善している。

〈参考文献〉

Ahn MS et al. (2000) Temporal brow lift using botulinum toxin A. Plast Reconstr Surg 105 (3) : 1129-35; discussion pp 1136-9

Balikian RV, Zimbler MS (2005) Primary and adjunctive uses of botulinum toxin type A in the periorbital region. Facial Plast Surg Clin North Am 13 (4) : 583-90

Bulstrode NW, Grobbelaar AO (2002) Long-term prospective follow-up of botulinum toxin treatment for facial rhytides. Aesthetic Plast Surg 26 (5) : 356-9

Chen AH, Frankel AS (2003) Altering brow contour with botulinum toxin. Facial Plast Surg Clin North Am 11 (4) : 457-64

Cook BE Jr et al. (2001) Depressor supercilii muscle: anatomy, histology, and cosmetic implications. Ophthal Plast Reconstr Surg 17 (6) : 404-11

de Almeida AR, Cernea SS (2001) Regarding browlift with botulinum toxin. Dermatol Surg 27 (9) : 848

Frankel AS, Kamer FM (1998) Chemical browlift. Arch Otolaryngol Head Neck Surg 124 (3) : 321-3

Huilgol SC et al (1999) Raising eyebrows with botulinum toxin. Dermatol Surg 25 (5) : 373-5; discussion p376

Klein AW (2004) Botox for the eyes and eyebrows. Dermatol Clin 22 (2) : 145-9

Koch RJ et al. (1997) Contemporary management of the aging brow and forehead. Laryngoscope 107 (6) : 710-5

Kokoska MS et al. (2002) Modifications of eyebrow position with botulinum exotoxin A. Arch Facial Plast Surg 4 (4) : 244-7

Le Louarn C (1998) Botulinum toxin and facial wrinkles: a new injection procedure. Ann Chir Plast Esthet 43 (5) : 526-33

Le Louarn C (2001) Botulinum toxin A and facial lines: the variable concentration. Aesthetic Plast Surg 25 (2) : 73-84

Le Louarn C (2004) Functional facial analysis after botulin on toxin injection. Ann Chir Plast Esthet 49 (5) : 527-36

Lee CJ et al (2006) The results of periorbital rejuvenation with botulinum toxin A using two different protocols. Aesthetic Plast Surg 30 (1) : 65-70

Matarasso A, Hutchinson O (2003) Evaluating rejuvenation of the forehead and brow: an algorithm for selecting the appropriate technique. Plast Reconstr Surg 112 (5) : 1467-9

Michelow BJ, Guyuron B (1997) Rejuvenation of the upper face. A logical gamut of surgical options. Clin Plast Surg 24 (2) : 199-212

Muhlbauer W, Holm C (1998) Eyebrow asymmetry: ways of correction. Aesthetic Plast Surg 22 (5) : 366-71

Ozsoy Z et al (2005) A new technique applying botulinum toxin in narrow and wide foreheads. Aesthetic Plast Surg 29 (5) : 368-72

Redaelli A, Forte R (2003) How to avoid brow ptosis after forehead treatment with botulinum toxin. J Cosmet Laser Ther 5 (3-4) : 220-2

Sadick NS (2004) The cosmetic use of botulinum toxin type B in the upper face. Clin Dermatol 22 (1) : 29-33

4. 目尻と下眼瞼のしわ

Mauricio de Maio

はじめに

目は顔の中でも最も重要な部分の1つである。目を通してわれわれはコミュニケーションし，互いにどう感じているか理解できる。

この領域の加齢現象としては余剰皮膚，目袋，静的なしわ・表情じわ，色素斑などがある。しわは普通笑っている間にのみ見られ，下眼瞼外側に限局している。はっきりした縮緬しわとして現れることもあれば，深いしわとして存在することもある。症例によっては表情をあまり動かさなくても見られることがあり，静的なしわとされている。静的なしわは皮膚の光損傷によるもので若い人にも存在し得る。そういうしわは普通，表情が豊かだと目立つが，皮膚が余剰だとさらに目立つ。

このように，静的なしわと表情じわは成因が異なるが，目の領域では互いに相乗効果がある。このため目の周りでは1カ所にだけ単一の治療をしても全体的な美容的改善は得られない。たとえば，余剰皮膚や目袋，強膜の露出，静的なしわ，表情じわ，色素斑などがいっしょに見られる症例にはボツリヌストキシンを使用しても，目覚ましい結果は得られない。患者は失望し，この治療のネガティブな面にばかり目がいってしまうことになる。

1 解 剖

眼輪筋の神経支配は顔面神経側頭枝と頬骨枝である。眼輪筋は前頭骨の鼻部，上顎骨前頭突起，内側眼瞼靭帯から起こり，眼窩部・眼瞼部・涙嚢部の3つの部分からなっている。眼窩部が筋肉のボリュームの大部分を占めている。筋線維は楕円形の形に配列しており，外側で中断することはない。眼輪筋眼窩部上方は皺眉筋より表層を走り，内側では前頭筋と一体となる。外側では筋肉は側頭筋膜上に拡がる。下方では咬筋の上方部分に連続して被っている。さらに内側の下眼窩縁では上口唇の挙筋上に拡がる。

眼瞼部は内側眼瞼靭帯とその近傍の骨から起きている。隔膜前部分と瞼板前部分とに分かれる。瞼板前部分の筋線維は眼瞼を横断して拡がり，隔膜前部分は眼窩隔膜の前を走る。さらに両方の筋線維は外側で外側眼瞼縫線と互いに組み合わさっている。

瞼縁束は眼瞼縁に横走する細い筋線維の小集団である。

涙嚢部には，内側眼瞼靭帯と後涙骨稜から起こる表層のヘッドと深層のヘッドがある。筋線維は外側に伸びて瞼板と外側眼瞼縫線に付着する（表 5.4）。

眼輪筋の3つの部位を同時に強く収縮することによってはじめて力一杯目を閉じることができる。また，筋が収縮すると皮膚と眼瞼が骨の付着部に向って内側に引き寄せられ，その結果，外側と上方に位置する涙腺から下内側方に位置する涙嚢に向けて涙が流れる。このように眼輪筋眼窩部は，随意的にコントロールされる。眼瞼部は随意的にも反射的にもコントロールされる。

表 5.4 眼輪筋の特徴

筋肉	作用	協調筋	拮抗筋
眼輪筋	眼窩部：眉毛の隆起，随意的な閉瞼 眼瞼部：まばたきの時に瞼を閉じる 涙嚢部：瞼と涙乳頭を内側に引き寄せる 涙嚢を圧縮する	皺眉筋，鼻根筋	上眼瞼挙筋：閉瞼に対して 後頭前頭筋：眉毛の隆起に対して

2 治療目的

目周辺の治療目標は，表情の変化に伴う目尻のしわを浅くすることと，表情を緩めた時のしわを浅くすることである。

3 患者選択

1）目尻のしわ

欧米人では一般的に色白でブロンドや赤毛の患者では早い時期から加齢現象が見られる。グリーンやブルーの目は日光に敏感なため，明るい日光の下では目を細めることから外側眼瞼皮膚に機械的にしわができやすくなる。肌の色が黒い患者は日光に強いが，皮脂腺が発達している場合にはなおさら強い。紫外線によるダメージや風による乾燥，喫煙などによっても，眼瞼の皮膚にしわができる。

皮膚が薄い患者のしわは非常に細くデリケートであるが，皮膚が厚い患者ではしわはよりはっきりして，深い。また，皮膚は萎縮すればするほど細かいしわが目立ってくる。しわの広がりは，筋肉のサイズによるが中には頬にまで達することもある。

眉毛下垂は上眼瞼皮膚の余剰としわの形成に関与している。下眼瞼には目袋が見られることがある。目袋は眼輪筋の緩みから起きることもあるし，仮性ヘルニアと考えられることもある。いずれにしても目袋が目立つ患者には，ボツリヌストキシン注射による目尻のしわ治療は勧められない。筋肉をさらに緩ませると目袋が悪化して，いっそう疲れたように見えてしまうためである。

2）下眼瞼

下眼瞼について検討する時は，皮膚の質，目袋やしわの有無を評価する必要がある。下眼瞼のしわは眼輪筋眼瞼部の過剰な動きによってできる。この筋肉の瞼板前部分は眼輪筋の過形成を来たす可能性があり，そのため特にアジア人では瞼裂が狭くなることがある。この目周辺のひだはゼリーロールとして知られている。この部分にボツリヌストキシンを注射すると膨らみが柔らかくなり目が大きくなる。アジア人には非常に良い治療である。

3）目　袋

老人の患者の皮膚は薄くなっており弾力性に欠ける。眼窩隔膜も効果的でなく弱くなっている。このように弱くなると下方の眼窩脂肪がとび出て眼窩下に目袋を形成するようになり，非常に疲れたように見える。目袋があったり，強膜が見えている患者ではボツリヌストキシン注射によってこれらの症状が悪化する恐れがあるのでこの治療は勧められないし，また習熟していない医師が治療すべきではない。

4 テクニック

照明が明るい方が紫斑や皮下溢血を来たすような血管損傷を予防できる。

皮膚を洗浄後，まずマーキングをする。患者に目をつぶってもらい，目尻のしわの外側への拡がり，下眼瞼や鼻の皮膚に過剰なしわがあるかどうかを評価する。治療する部位にマーキングをする。外側への拡がりを見ながら注射するが，通常，注射ポイントは1列で3～4ポイントでよい。しわがさらに長く外側に拡がっている場合には，その外側に2列目をマークする（図 5.21～5.24）。

医師は注射側に立ってもよいし反対側に立ってもよい。反対側に立つ場合には針は外側に向けて目とは反対の方向になるようにする（図 5.25，5.26）。

注射の前に皮膚を伸ばすことによって血管の穿通を防ぐことができる。眼瞼部の皮膚は薄いので，針は皮膚にほぼ平行に刺入するとボツリヌストキシンはその下の筋肉に拡散していく。針を深く刺すと紫斑を形成しやすくなる。

眼窩周囲への注射は眉毛外側の挙上にも有用である。外眼角部上方に注射して眼輪筋外側筋線維の下制効果をブロックすると，眉間や前頭筋内側の筋線維と共同して眉毛外側が挙上するようになる（3．眉毛挙上　参照）。

下眼瞼では瞳孔中心線で瞼板前部分に注射するのが最もよい（図 5.27～5.29）。下眼瞼のしわが改善するだけでなく目も大きくなり，美容的にも効果的である。針は皮膚に平行に刺すべきで，非常に浅い丘疹が見られる。瞳孔中心線の内側もしくは外側への注射は避ける。行う場合は，熟練した医師が行うべきである。そうでないといろいろな合併症を来たし得る。

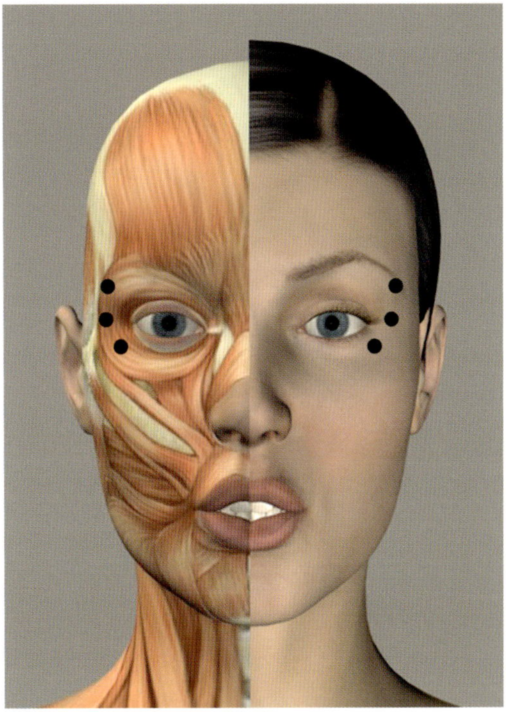

図 5.21　目尻のしわ：基本的な注射ポイント

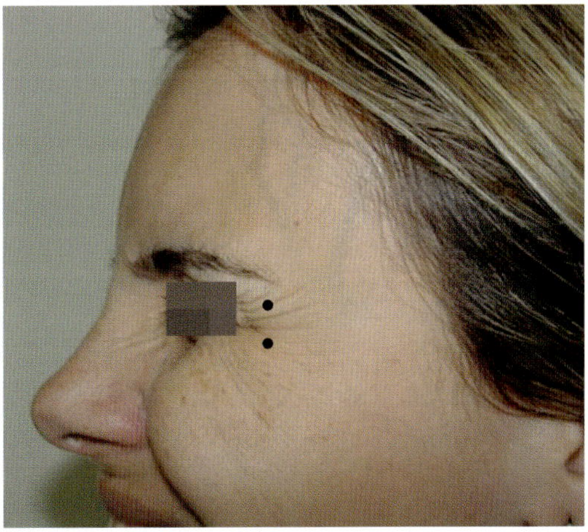

図 5.22　目尻のしわ：普通のサイズの外側眼窩部筋線維
こういう患者の治療では通常，非常に良好な結果が得られる。表情じわは基本的に眼窩外側縁に限局している。こういう場合には2カ所で十分である。

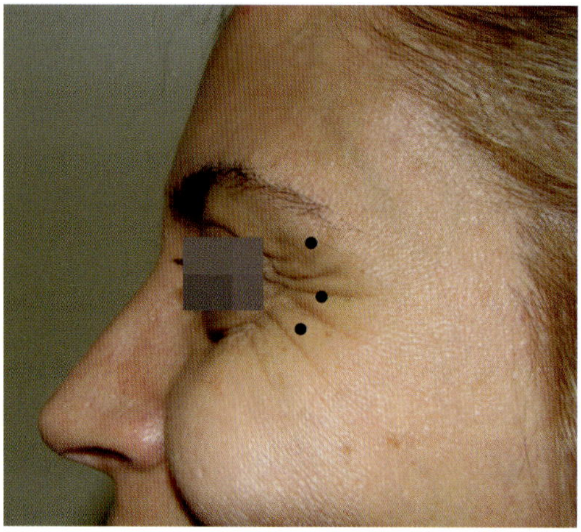

図 5.23　目尻のしわ：中等度のサイズの外側眼窩部筋線維
定型的な 3 カ所の注射ポイントの適応となる典型的な患者である。テクニックが正しければ満足する率は常に高い。

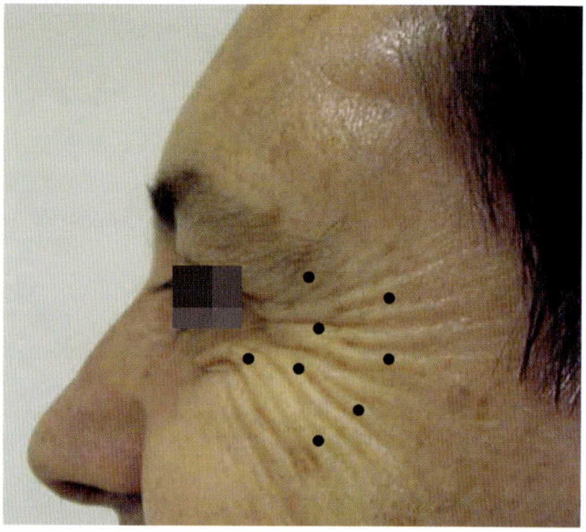

図 5.24　外側眼窩部筋線維が極端に拡がっている目尻のしわ
筋線維がこのパターンを呈する患者に対しては，異なった方法で注射する必要がある。総投与量が多くなり過ぎないよう留意しながらも，より多くのポイントに注射する。合併症のリスクを抑えてさらによい結果を得るためには，マイクロインジェクションテクニックがよい。

目尻のしわと下眼瞼の治療

- 注射ポイント　3〜5 カ所
  - ・目尻のしわ：眼窩縁から約 1cm 外側に 3 カ所
  - ・下眼瞼：眼窩下に 1〜2 カ所
- 注射テクニック　眼窩下の注射ポイントにはマイクロインジェクションテクニックが望ましい
- 投与量

ボトックス®	目尻のしわ	：計 6〜15 単位
	下眼瞼	：計 1〜2 単位
ディスポート®	目尻のしわ	：計 15〜30 単位
	下眼瞼	：計 2〜4 単位

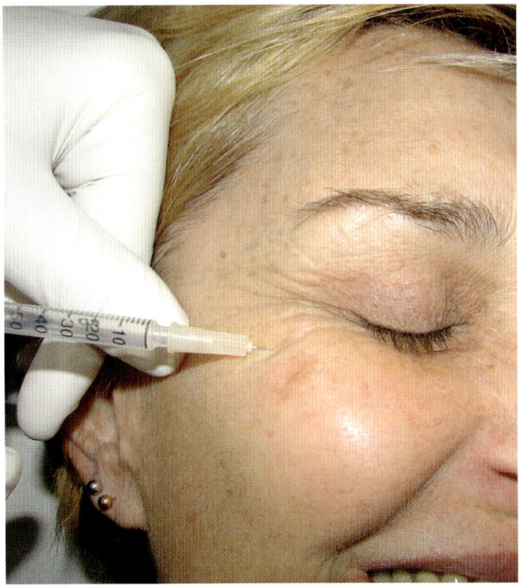

図 5.25 同側からの注射テクニック
医師は治療するしわと同じ側に位置する。血管はやや深い層にあるので，紫斑にならないように浅く注射するのが望ましい。

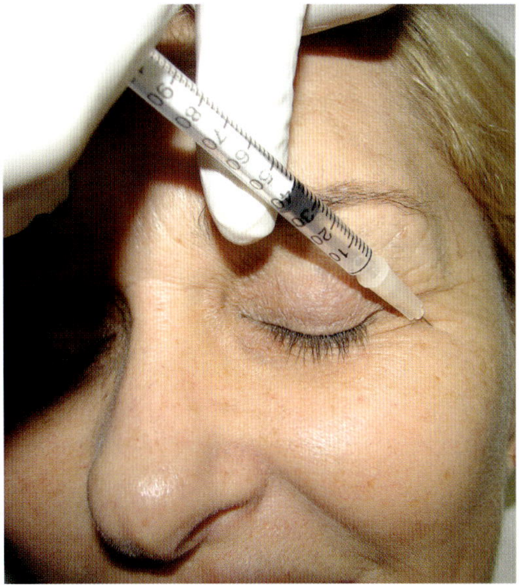

図 5.26 反対側からの注射テクニック
医師が目尻のしわと反対側に位置している時は，針先は外側を向けるので，眼球に対する危険性はない。

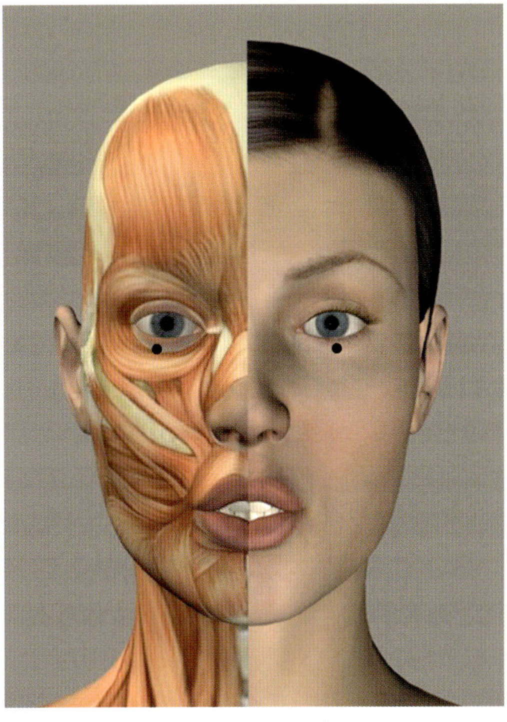

図 5.27 下眼瞼：隔膜前部の注射ポイント

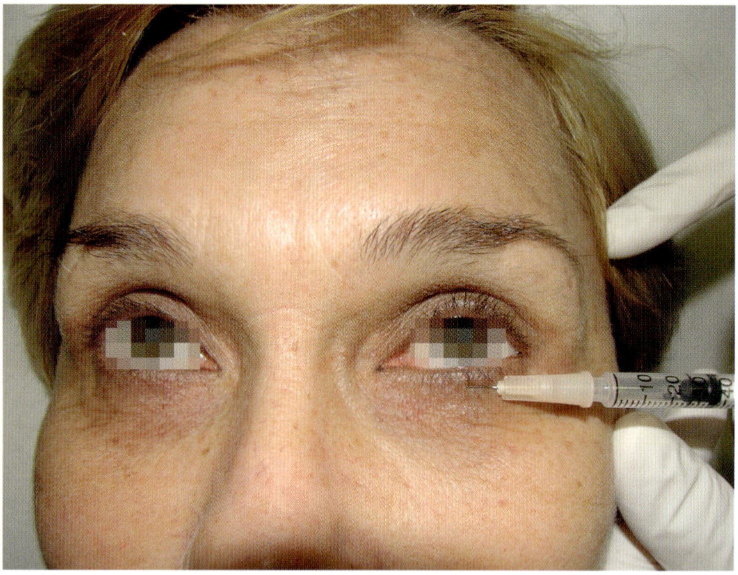

図 5.28　注射テクニック：瞼板前部
この部位へのボツリヌストキシン A 治療には注意が必要である。注射は浅くする。丘疹の形成をエンドポイントとする。

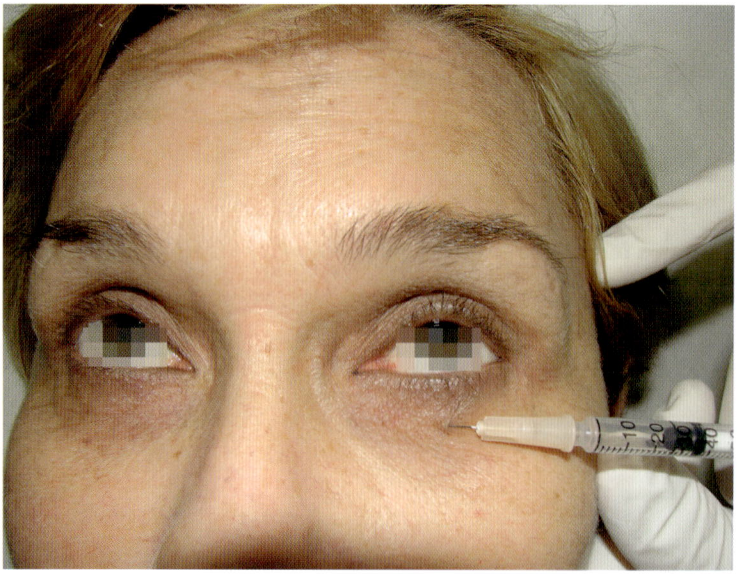

図 5.29　下眼瞼皮膚のしわはボツリヌストキシン A で治療できる。ただし，目袋が目立っていたり，強膜が露出していたり，snap test が陰性である時は，この部位への注射は禁忌である。

5 結 果

男性は普通，ある程度の結果が得られれば納得するし，部分的にしわが浅くなれば満足する(図 5.30)。しかし一般的に，女性は男性よりも要求度が高く，しわに対してもさらなる効果を期待する。

軽度，中等度の場合には，筋肉を緩めた状態でも収縮させた状態でも目のしわは消失する(図 5.31～5.33)。皮膚の光損傷がある患者には併用療法の必要性について説明しておく。

6 合併症

下眼瞼や目じりに深めに注射すると紫斑や皮下溢血が起こることがある。皮下溢血を防止するには治療の前後にアイスバッグを使うとよい。紫斑は 7～15 日続く。

眼輪筋の 3 つの部分の機能を考えると，治療に伴う合併症が理解しやすい。眼輪筋の外側筋線維に注射すると目尻のしわは減少する。大頬骨筋にまで伸びている目尻のしわの最下端に注射すると，上口唇の非対称や頬の下垂などの合併症が生じることがある。通常これらの合併症は注射が深いことによる(Chapter 7 の図 7.1, 7.2 参照)。この部位では注射は皮内で，投与量も少なくするべきである。眼瞼部を過剰にブロックしてしまうと，涙腺のポンプ機構や閉眼機能や瞬目反射が障害されることがある。特に高齢者ではこれによってドライアイや角膜露出を来たす恐れがある。兎眼や強膜露出の防止にはスナップテストが有効である。反応が遅い場合には下眼瞼の瞼板前部には注射すべきでない。

下眼瞼のしわを改善する目的で瞼板前部に注射する場合には瞳孔中心線で行うべきである。この点より外側では眼瞼外反や外眼角が丸くなってしまうことがある。また，瞳孔中心線より内側では流涙やドライアイになる可能性がある。

下眼瞼の治療中，眼輪筋眼瞼部をブロックすることによって，随意的にも不随意的にも閉眼しにくくなることがあるので注意が必要である。目袋に対しては，治療過剰になると，目袋がもっと目立ってしまうことがある。これはいわゆる仮性ヘルニア (図 5.34) で，筋肉の脆弱性とリンパの循環障害もしくはその両方によるものであろう。これに対しては有効な治療法はない。リンパマッサージは多少効果的かもしれないが，弛緩した筋肉が戻らないと改善しない。

治療前に患者の写真を撮っておくことは非常に重要である。患者の中には治療後に目袋が悪化したと言い張る者もいる。

Tips and Tricks

- 目袋が目立ち皮膚が余っている患者には治療しないこと。その場合には手術がベストである (図 5.35)。しわが頬に長く伸びているときには，ごく少量を皮内注射する。

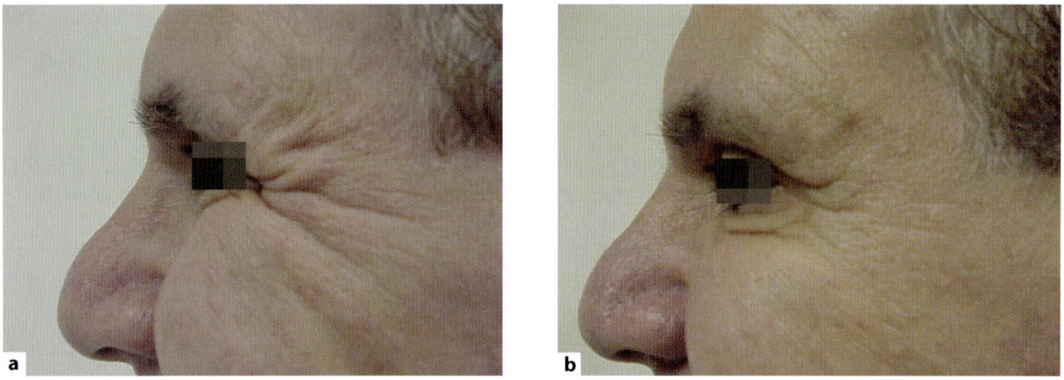

図 5.30 男性の治療前・後。女性よりもより自然に仕上がる。一般に男性は，部分的な改善で十分満足するが，ブロックし過ぎるのは嫌う。

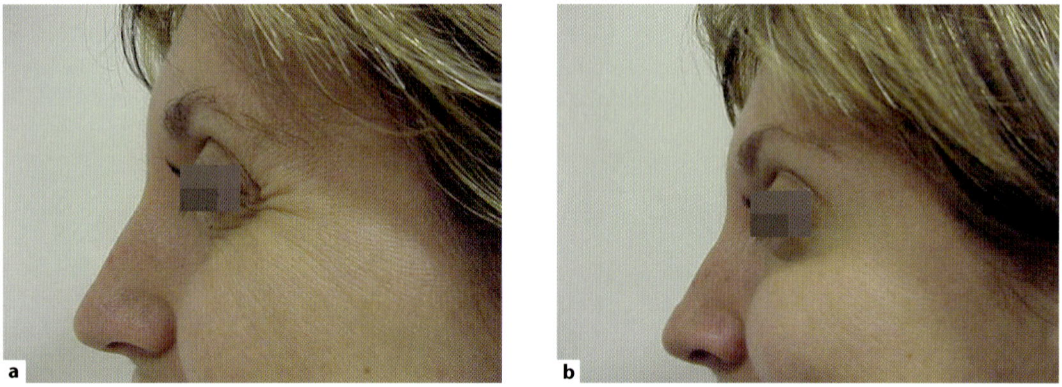

図 5.31 普通のサイズの目尻のしわの治療前・後。表情じわはまったく消失している。

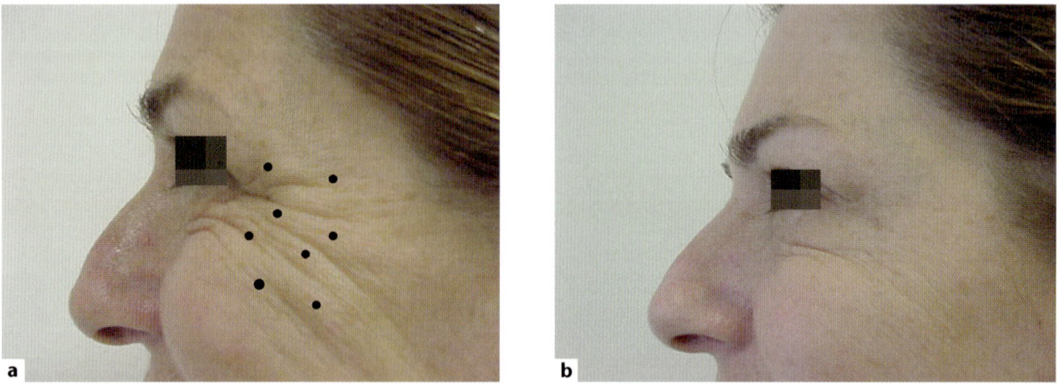

図 5.32 大きく外側に広がっている目尻のしわの患者の治療前・後。こういうしわをとるには，マイクロインジェクションテクニックがよい。全量をすべての注射ポイントにまんべんなく投与する。最下端のポイントには注意深く行う。頬骨ではマイクロインジェクションが必須である。

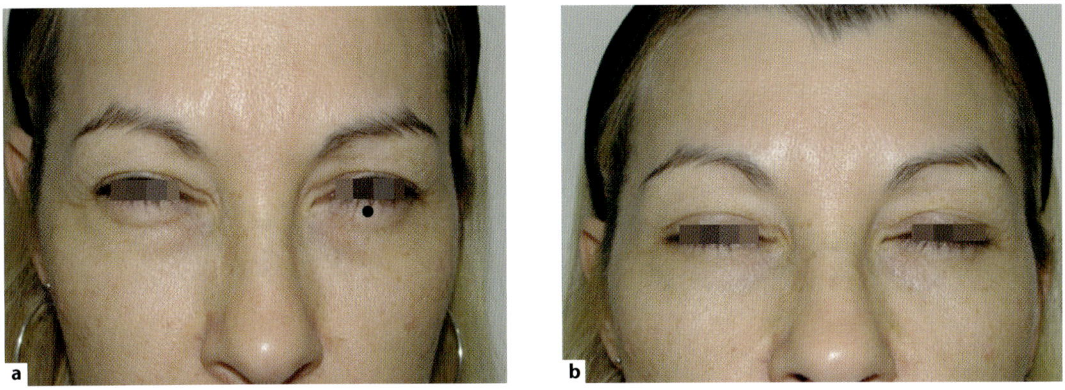

図 5.33 下眼瞼瞼板前部の眼輪筋眼瞼部の肥大
ボツリヌストキシン A 注射後は目を細めていても，はっきりしたしわは生じない。注射ポイントが左だけに黒点でマークされているが，注射は両側にされている。

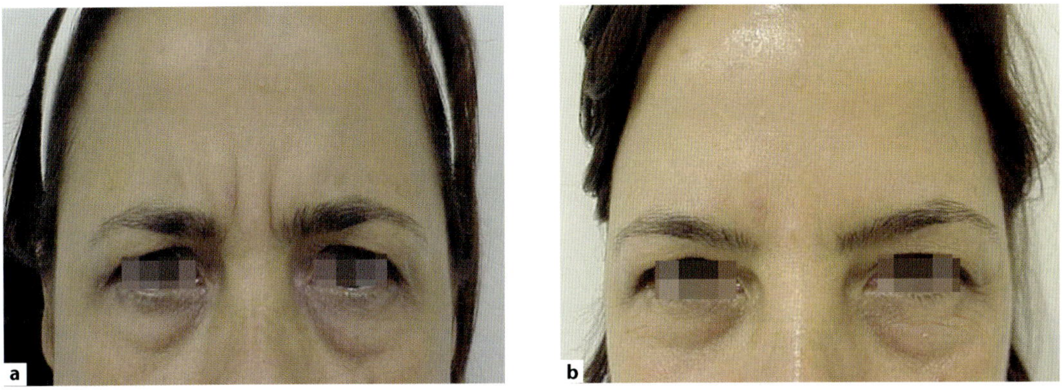

図 5.34 ボツリヌストキシン A で眉間と目尻の治療後，下眼瞼の目袋が悪化した。

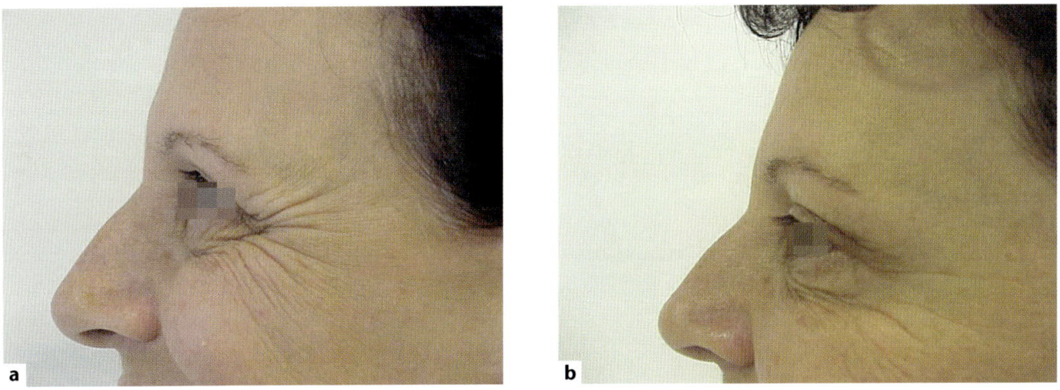

図 5.35 目尻の治療後に下眼瞼の余剰皮膚が目立つ場合がある。この場合は手術で余剰皮膚を切除するか，下眼瞼にボツリヌストキシン A を注射するなどが有効である。

〈参考文献〉

Batniji RK,Falk AN (2004) Update on botulinum toxin use in facial plastic and head and neck surgery. Curr Opin Otolaryngol Head Neck Surg 12 (4) : 317-22

Baumann L et al. (2003) A double-blinded, randomized, placebo-controlled pilot study of the safety and efficacy of Myobloc (botulinum toxin typeB) -purified neurotoxin complex for the treatment of crow's feet: a double-blinded, placebo-controlled trial. Dermatol Surg 29 (5) : 508-15

Carruthers J et al. (2004) Consensus recommendations on the use of botulinum toxin type a in facial aesthetics. Plast Reconstr Surg 114 (6 Suppl) : 1S-22S

Fagien S (2000) Intraoperative injection of botulinum toxin A into orbicularis oculi muscle for the treatment of crow's feet. Plast Reconstr Surg 105 (6) : 2226-8

Flynn TC et al. (2003) Botulinum A toxin (BOTOX) in the lower eyelid: dose-finding study. Dermatol Surg 29 (9) : 943-50; discussion 950-1

Guerrissi JO (2000) Intraoperative injection of botulinum toxin A into orbicularis oculi muscle for the treatment of crow's feet. Plast Reconstr Surg 104 (6) : 2219-25

Kane MA (2003) Classification of crow's feet patterns among caucasian women: the key to individualizing treatment. Plast Reconstr Surg 112 (5 Suppl) : 33S-39S

Klein AW (2004) Botox for the eyes and eyebrows. Dermatol Clin 22 (2) : 145-9

Klein AW (2004) Contraindications and complications with the use of botulinum toxin. Clin Dermatol 22 (1) : 66-75

Guerrissi JO (2003) Intraoperative injection of botulinum toxin A into the orbicularis oculi muscle for the treatment of crow's feet. Plast Reconstr Surg 112 (5 Suppl) : 161S-3S

Lee CJ et al. (2006) The results of periorbital rejuvenation with botulinum toxin A using two different protocols. Aesthetic Plast Surg 30 (1) : 65-70

Levy JL et al. (2004) Botulinum toxin A: a 9-month clinical and 3D in vivo profilometric crow's feet wrinkle formation study. J Cosmet Laser Ther 6 (1) : 16-20

Lowe NJ et al. (2005) Double-blind, randomized, placebo-controlled, dose-response study of the safety and efficacy of botulinum toxin type A in subjects with crow's feet. Dermatol Surg 31 (3) : 257-62

Lowe NJ et al. (2002) Bilateral, double-blind, randomized comparison of 3 doses of botulinum toxin type A and placebo in patients with crow's feet. J Am Acad Dermatol 47 (6) : 834-40

Matarasso SL, Matarraso A (2001) Treatment guidelines for botulinum toin type A for the periocular region and a report on partial upper lip ptosis following injections to the lateral canthal rhytids. Plast Reconstr Surg 108 (1) : 208-14, discussion pp215-7

Naik MN et al. (2005) Botulinum toxin in ophthalmic plastic surgery. Indian J Ophthalmol 53 (4): 279-88

Semchyshy N, Sengelmann RD (2003) Botulinum toxin A treatment of perioral rhytides. Dermatol Surg 29 (5) : 490-5; discussion p495

Flynn TC et al. (2003) Botulinum A toxin (BOTOX) in the lower eyelid: dose-finding study. Dermatol Surg 29 (9) : 943-50; discussion pp950-1

Flynn TC et al. (2001) Botulinum-A toxin treatment of the lower eyelid improves infraorbital rhytides and widens the eye. Drermatol Surg 27 (8) : 703-8

Balikian RV, Zimbler MS (2005) Primary and adjunctive uses of botulinum toxin type A in the periorbital region. Facial Plast Surg Clin North Am 13 (4) : 583-90

Frankel AS (1999) Botox for rejuvenation of the periorbiatl region. Facial Plast Surg 15 (3) : 255-62

Kim DW et al. (2003) Botulinum toxin A for the treatment of lateral periorbital rhytids. Facial Plast Surg Clin North Am 11 (4) : 445-51

Lee CJ et al. (2006) The results of periorbital rejuvenation with botulinum toxin A using two different protocols. Aesthetic Plast Surg 30 (1) : 65-70

Spiegel JH (2005) Treatment of periorbital rhytids with botulinum toxin type A: maximizing safety and results. Arch Facial Plast Surg 7 (3) : 198-202

5. バニーライン（鼻のしわ）

Mauricio de Maio

――はじめに――

バニーラインは鼻の外側もしくは鼻背部のしわと定義されている。患者によっては笑ったり，ほほ笑んだり，しかめ面をしたり話をしたりする時に自然に見られる。だが，特に目じりや眉間のしわをボツリヌストキシンＡで治療した後に出現したり，もともとあったものがさらに目立つようになることもあり，いわゆる“ボツリヌストキシンサイン”を引き起こすこととなる。どのような美容目的であってもボツリヌストキシン注射によってバニーラインが見られるようになったら通常医師が責任を問われることになる。

ある筋肉をブロックするとその協調筋も同様に収縮することがよくあるが，時に反応性に過剰に収縮してしまうこともある。目と鼻が一体となって活発に動いている時は，皺眉筋，鼻根筋，鼻筋，眼輪筋などが並行して収縮し，患者によっては上口唇の挙筋も同様に収縮する。

顔面上1/3の一般的なボツリヌストキシン治療では，前頭筋，皺眉筋，鼻根筋，眼輪筋などがブロックされる。もし鼻筋が治療されていないと，望ましくないバニーラインが出てくることがある。肌の色にもよるが，多かれ少なかれしわはできるものである。たとえば，皮膚が薄く色白の患者は鼻背や鼻の外側にしわができやすい。時にしわは下眼瞼にまで及ぶ。色黒でオイリーな肌ではしわは深く，通常は鼻背に限局する。

目じりや眉間のしわと一緒にバニーラインも治療するかどうかは患者次第である。同時に治療しなかった場合，治療後にバニーラインがあまり目立つようであれば，後で治療する，ということでかまわない。

1　解　剖

鼻の上2/3では，皮膚は薄くて可動性に富むが，下1/3では皮膚は厚く動きにくい。皮膚が薄ければ薄いほど，また歳をとればとるほど鼻背にしわができやすくなる。

鼻は主に鼻根筋・鼻筋・鼻中隔下制筋の3つの筋からなる。鼻根筋は眉毛内側を下方に引く。鼻根部から起こり前頭筋線維と一緒になる。鼻中隔下制筋は収縮すると鼻尖を下げる。鼻筋はバニーラインの形成に最も重要である。鼻の固有筋ではないが，上唇鼻翼挙筋もその内側筋線維がバニーラインの形成に一役買っている。

鼻筋は上顎骨と鼻骨の移行部から始まり，鼻背部の腱膜に付着する。鼻背部で横走線維によって上方部分もしくはカーブした部分が形成され，ちょうど蹄鉄を逆さにしたように見える。その作用は鼻孔を狭くすることである（鼻孔圧縮筋とも呼ばれる）。鼻筋の横走線維が収縮すると鼻の外側のしわ（バニーライン）ができ，さらに内側の下眼瞼にもしわができるようになる。鼻筋の2つの下方部分は鼻の脇を縦方向に走り（鼻孔開大筋としても知られている），鼻孔を拡げる働きがある（表5.5）。

2　治療目的

目標は，バニーラインを減らすことである。もと

表 5.5 鼻筋と上唇鼻翼挙筋の特徴

筋肉	作用	協調筋	拮抗筋
鼻筋	鼻孔圧縮：鼻孔を圧縮する 鼻孔開大：外鼻孔を拡げる	上唇鼻翼挙筋の内側部分 鼻中隔下制筋	なし
上唇鼻翼挙筋	内側部分：外鼻孔を拡げる 外側部分：上口唇を挙上して外反する	内側部分：鼻孔開大筋 外側部分：上唇挙筋，大頬骨筋，小頬骨筋，口角挙筋	口角下制筋，口輪筋

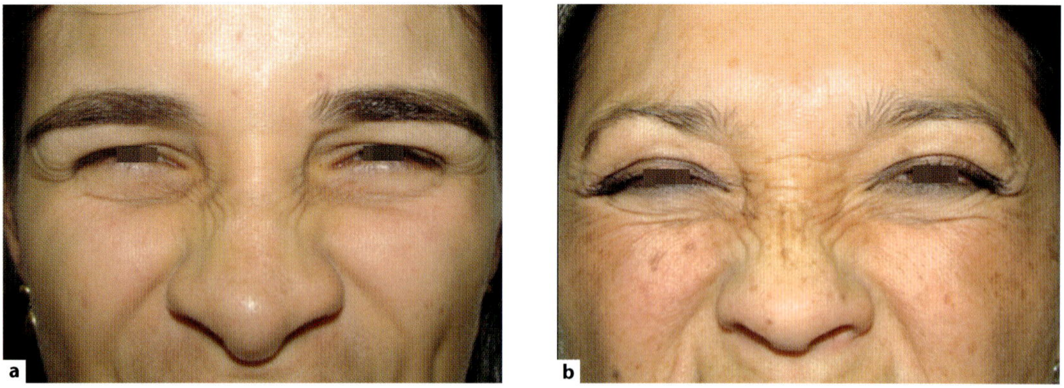

図 5.36 2 つのパターンのバニーラインの違いに注目。a の患者ではバニーラインは鼻の外側面に限局している。b の患者ではバニーラインは鼻背，下眼瞼，鼻翼にまで伸びている。a の患者ではしわは容易に改善するが，b の患者ではもう少し複雑な治療を要するだろう。

もと自然に存在する場合もあるし，眉間や目じりをボツリヌストキシンで治療した後に出現する場合もある。

3 患者選択

バニーラインはそれ単独で治療されることもあれば，目じりや眉間のしわと一緒に治療されることもある。筋肉の動きの良好な患者は普通笑った時には鼻背にしわができないので，目じりのしわと一緒に治療する必要はない。

筋肉が緩んだ時の状態を診ると，筋肉の動きが過剰な患者や過緊張の状態にある患者では鼻背部にしわが見られることがある。筋肉が緩んだ時にバニーラインが見られる場合には，バニーラインを治療する時に目じりのしわや眉間のしわも一緒に治療した方がよい。活発に表情を動かしている間，患者に笑ったり，鼻をすすったり，目の前で非常に明るい光が光るように目を細めてもらう。通常，筋肉の動きが良好な患者では，軽く微笑んだ程度ではバニーラインは見られず，大笑いした時にはっきりするぐらいである。一方，筋肉の動きが過剰な患者では，軽く微笑んでも見え，大笑いすると目立つ。

なお，いつも目を細めていると鼻筋は肥大し，鼻ではボツリヌストキシン効果の持続期間が短くなってしまう。バニーラインは鼻に限局することもあれば，下眼瞼にまで伸びて鼻翼に達することもある（図 5.36）。

4 テクニック

筋肉を緩めた状態，収縮させた状態を診たうえで，必要に応じて鼻骨外側，上部などに注射ポイントをマークする。この部分の皮膚は非常に薄く，骨膜に当たると痛いので，非常に浅く注射する（図 5.38）。針先は 30° の角度がよい。これだと骨膜に当たるのを避けやすいからである。注射後には丘疹もしくは膨疹が形成される。血管に注意し，紫斑の出現を避ける。

両方の外側部でボトックス®であれば計 2〜5 単位を，ディスポート®であれば 6〜15 単位を使用する（図 5.37）。必要な場合にはさらに正中部にボトックス®で 1〜2 単位，ディスポート®で 3〜5 単位を追加注射する（図 5.39，5.40）。鼻の側面ではあまり外下方に注射しないようにすることが大切である。これは，上唇鼻翼挙筋がブロックされ口唇が下垂したり非対称になるのを避けるためである。

紫斑や皮下溢血を来たさないように，眼角部血管に注射しないように注意する。うっかり血管に注射すると，効果が不十分になるか，まったく効果がないことにもなる。

眉間のしわや前額部のしわの治療後にバニーラインが見られると，患者はがっかりしてしまう（図 5.41）。そうなったらできるだけ早く治療した方がよい。もし，治療前の診察の際，眉を寄せた時にバニーラインが見られるのであれば，バニーラインと眉間のしわは同時に治療すべきである（図 5.42）。

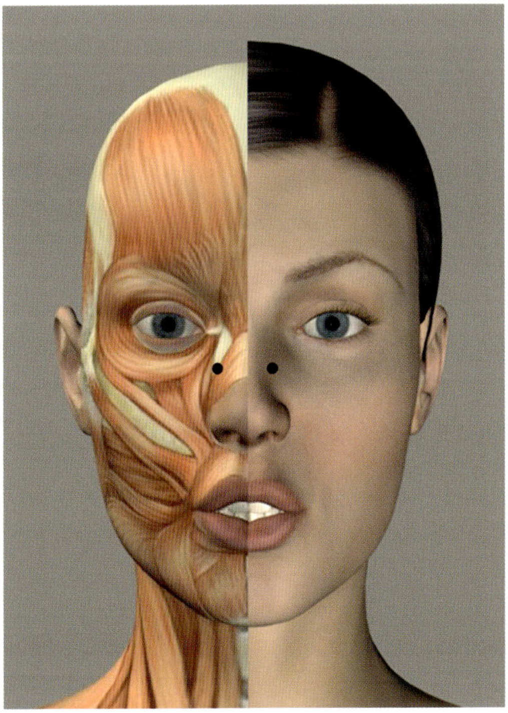

図 5.37 注射テクニック：外側の注射ポイント

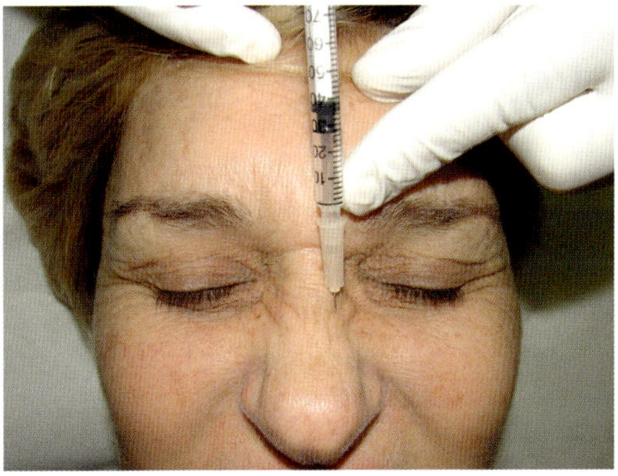

図 5.38 外側のバニーラインの注射テクニック
浅く膨疹ができるようにする。紫斑を防ぐために血管に注射しないように注意する。

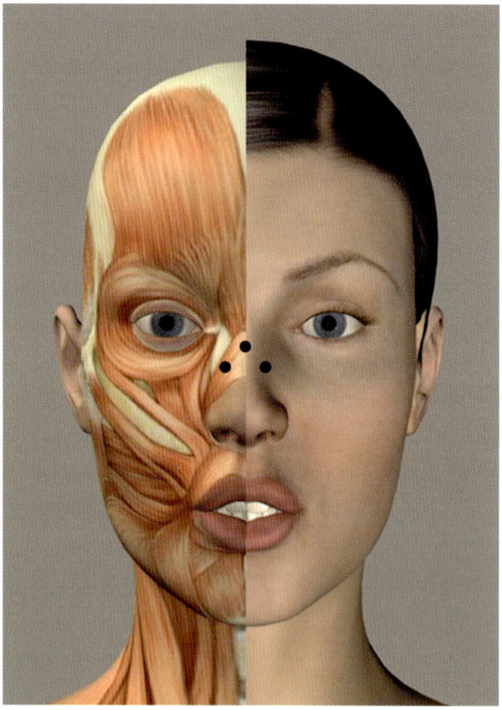

図 5.39 注射テクニック：外側と鼻背の注射ポイント

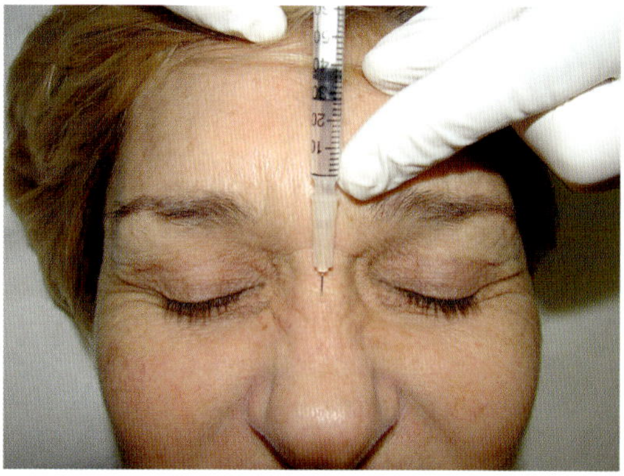

図 5.40 患者によっては鼻背上にしわが存在することがある。注射は同様に浅くする。ここでは注射後の紫斑はよく見られる。

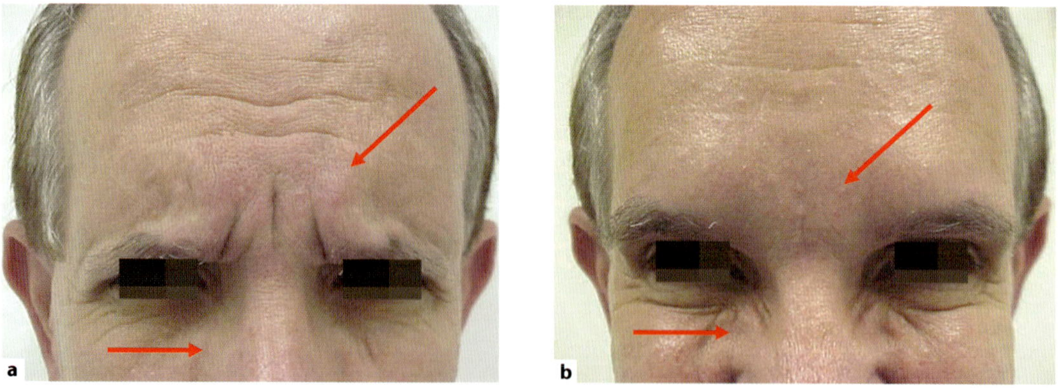

図 5.41 この患者は眉間，前額部，目尻にボツリヌストキシン A 治療を受けている。表情を動かしている間は鼻筋の収縮はない。特定の筋肉をブロックした後に，鼻筋以外の顔面上 1/3 の筋肉がブロックされたためにバニーラインが出現している。

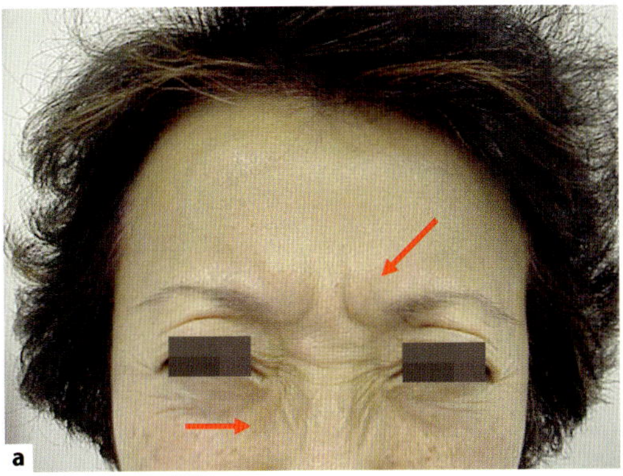

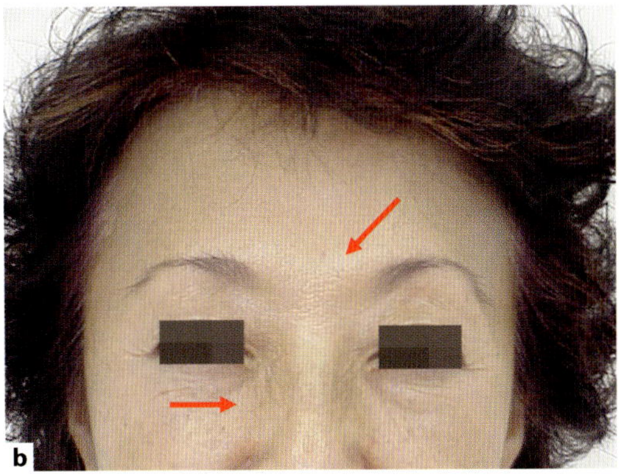

図 5.42 この患者は治療前，眉をひそめている間はバニーラインが見られている。こういう患者では眉間と同時にバニーラインも治療した方がよい。注射後は両方の部位を改善させることができる。

バニーラインの治療

● 注射ポイント	鼻の左右 1 カ所ずつ 2 カ所。必要に応じて正中部にも追加	
● 投与量	ボトックス®	2 カ所で計 2～5 単位
		追加投与は 1～2 単位
	ディスポート®	2 カ所で計 6～15 単位
		追加投与は 3～5 単位

5 合併症

バニーラインの治療で最も多い合併症は皮下溢血もしくは血腫である。うっかり血管に注射すると不満足な結果となってしまう。複視や眼瞼下垂などの重大な合併症は，下直筋，内直筋，上唇鼻翼挙筋それぞれへの不注意なブロックによって起こる。さらに深刻な合併症にはしゃべりにくい，噛みにくいことなどがある。

Tips and Tricks

■ バニーラインを治療することで，美容的効果をかなりアップグレードさせることができる，ということを覚えておこう

〈参考文献〉

Ahn KY et al. (2000) Botulinum toxin A for the treatment of facial hyperkinetic wrinkle lines in Koreans. Plast Reconstr Surg 105 (2) : 778-84

Carruthers J, Carruthers A (2003) Aesthetic botulinum A toxin in the mid and lower face and neck. Dermatol Surg 29 (5) : 468-76

Carruthers J et al. (2004) Consensus recommendations on the use of botulinum toxin type A in facial aesthetics. Plast Reconstr Surg 114 (6 Suppl) : 1S-22S

Huang W et al (2000) Browlift with botulinum toxin. Dermatol Surg 26 (1) : 55-60

6. 鼻

Mauricio de Maio

――はじめに――

鼻についてはボリューム，大きさ，形などの美容的な3要素と，どの程度高いかによって美容的に美しいと考えられるかどうかが決まる。顔の中で鼻が小さいか大きいかによって他人に与える印象はまったく異なってくる。このように鼻は顔面の美しさの重要なランドマークなので，ほんの少し形が変わっても劇的な変化を生じるものである。また，鼻の美しさという点で鼻尖部は重要な役割を果たす。好ましい鼻唇角は女性では95～100°で，男性では90～95°である。

加齢が進むにつれて鼻の形は変わってくる。主に鼻尖部は垂れ下がり，ハンプが目立ってくるようになる。相対的に顔面下1/3は短くなり，鼻は相対的に長くなる。この結果，外側鼻軟骨の支持がなくなるのとともに，鼻尖部の垂れ下がりや鼻背部の凸が目立つようになる。

1 解 剖

鼻には，鼻根筋・鼻筋・鼻中隔下制筋の主要な3つの筋がある。鼻根筋には鼻根部から起こる2つの筋腹があり，付着部の筋線維は前頭筋の筋線維と絡み合っている。その作用は眉間に集中している。眉毛内側を下げ，眉間の横じわを形成する。鼻筋は上顎骨と鼻骨の移行部から起き，鼻背部の腱膜に付着する。鼻を動かし，補助的に鼻孔を拡げる働きがある。鼻の外側のしわを形成する。鼻尖の位置に作用する最も重要な筋は鼻中隔下制筋である。それは鼻中隔基部から起き，眼輪筋の筋線維と交わる。筋線維は縦方向に走り，収縮すると上口唇を短縮し，表情を活発に動かした時に鼻尖部を下げる。

鼻中隔下制筋には3つの異なったバリエーションがある。より一般的なタイプⅠである鼻中隔下制筋（62%）は目で見て確認でき，内側脚基部で起始部から口輪筋と組み合わさっている。タイプⅡの筋肉（22%）も確認はできるが骨膜に付着し，口輪筋とはほとんどもしくはまったく交わることがない。最も少ないタイプⅢ（16%）は痕跡的な鼻中隔下制筋である（表5.6）。

2 治療目的

ボツリヌストキシンAで鼻中隔下制筋をブロックする目的は，筋肉が緩んだ時に鼻尖部が上がるようにし，微笑む時に下がらないようにすることで

表5.6 鼻筋と鼻中隔下制筋の特徴

筋肉	作用	協調筋	拮抗筋
鼻筋	鼻孔圧縮：鼻孔を圧縮する 鼻孔開大：外鼻孔を拡げる	上唇鼻翼挙筋内側部分 鼻中隔下制筋	なし
鼻中隔下制筋	鼻尖部を下方に下げる 鼻孔を狭める	鼻筋	鼻孔開大筋

ある。症例によっては，鼻孔開大筋をブロックすると鼻孔が小さくなることがある。

3 患者選択

患者が若ければ，微笑んでもらうと鼻尖部の下りや上口唇の短縮がよくわかる。この場合顔の形は，鼻が突出し，下顎の発達が悪いために通常前方凸になっている。そういう患者は主に口で呼吸をする。

その他，加齢の経過に伴っても鼻尖部は下がる。鼻が長くなって筋肉が変化すると，主に鼻唇角が鋭角な患者では鼻尖部が下がりやすい。

正面から見ると，患者が微笑んだ時，特に大きく笑った時には鼻尖部が下方に動くのがはっきりわかる。また側面像をみると，筋肉が緩んだ時には鼻唇角は通常 90° 以下であり，微笑むとさらに小さくなる。

なお，身体的・精神的にストレスがあると，鼻孔拡大筋の収縮によって鼻孔が拡がり過ぎることがある。

4 テクニック

上口唇の長さや鼻唇角によって患者を評価する。ボツリヌストキシン A による鼻中隔下制筋のブロックには皮膚からと口腔内からの 2 つのアプローチがある。鼻は痛みに非常に敏感な部位なので，疼痛を軽くするために麻酔外用剤やアイスバッグを使用した方がよい。

前述のように，鼻中隔下制筋には解剖学的に 3 つの異なったパターンがある。そのため，治療の結果は患者によって異なる。

1）テクニック 1

経皮的アプローチの場合には，まず内側脚隆起部の鼻柱基部に注射ポイントをマークする。左右それぞれの内側脚の 2 点にマークしたら注射を開始する（図 5.43）。鼻中隔下制筋の筋線維は口輪筋の筋線維と組み合わさっているので，注射は浅くすべきである。通常は 30 ゲージの針先を 1/3 程度刺入する（＋/－3～4mm）。投与量は左右それぞれボトックス® 1～2 単位，ディスポート® 4～6 単位である。

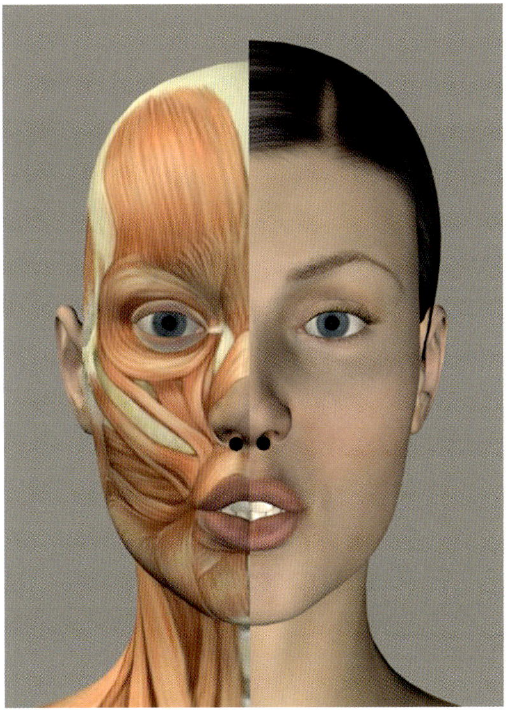

図 5.43 経皮的アプローチ
2 カ所の注射ポイント。左右の内側脚部で 1 カ所ずつ

2）テクニック 2

経皮的アプローチの別のオプションとして，両側内側脚の間の鼻柱基部の注射ポイント 1 カ所に注射する方法がある（図 5.44）。このレベルでも筋肉は表層にあり，投与量はボトックス® 2～3 単位，ディスポート® 5～9 単位となる（図 5.45, 5.46）。

3）テクニック 3

口腔内アプローチは痛みが少ないが，正しい位

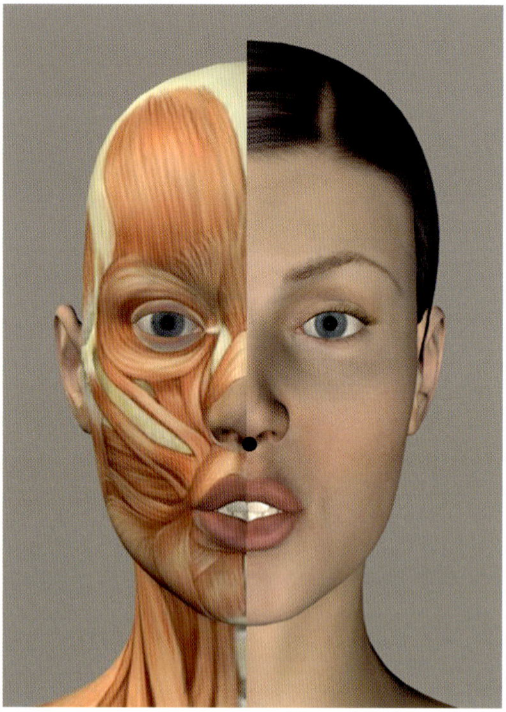

図 5.44 経皮的アプローチ
鼻中基部 1 カ所の注射ポイント

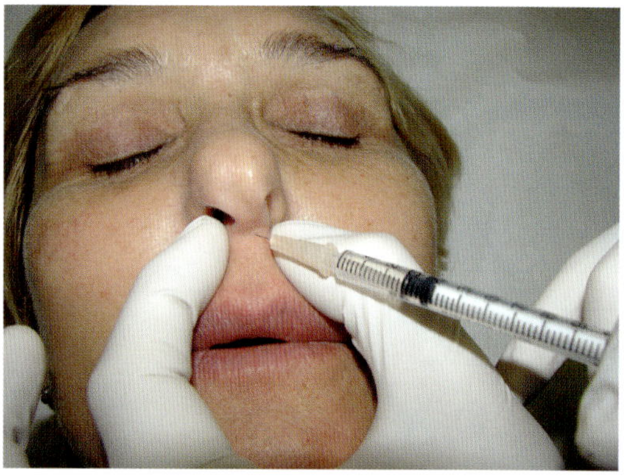

図 5.45 鼻柱基部での注射。鼻中隔下制筋の筋線維は内側隆起部の近くを走る。この注射部位は，正常な上口唇や短い上口唇の患者に対して理想的である。

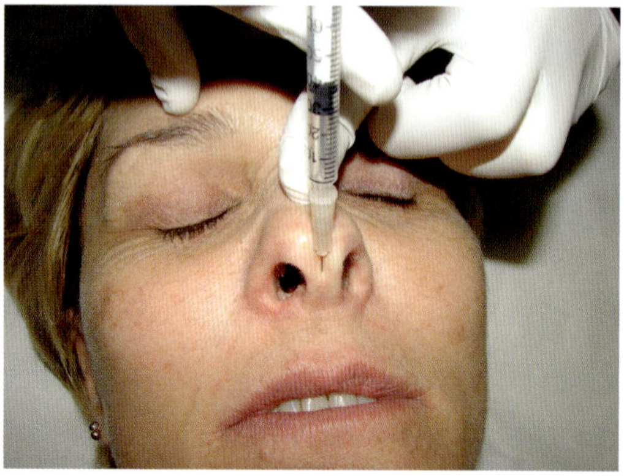

図 5.46 鼻中隔下制筋の線維は鼻尖部に向かい上方に走る。上口唇が長い患者に対しては，鼻中の中間部に注射するのが最もよい。

置に注射しようと思うとなかなか難しい。経皮アプローチと同じ針でよいが，できれば上唇小帯のすぐ近くで 2 カ所に注射すべきである。鼻中隔下制筋の筋線維は口輪筋の線維と絡み合っているので，30 ゲージの針でベーベルを鼻柱基部に向けて少なくとも半分は刺す必要がある。投与量は 1 カ所につき計ボトックス® 1〜3 単位，ディスポート® 3〜7 単位は必要である。

鼻孔開大筋に注射するためには，患者に息を吸ってもらい筋肉がどこにあるかをしっかりマークする必要がある。このレベルでは皮膚は軟骨にしっかり癒着しているため注射は非常に痛い。特に毛穴が開いている患者では針先のベーベルを下に向けた方がよい。治療中は，注射するとすぐに白くなるがすぐに元に戻る。投与量はトータルでボトックス® 1〜2 単位，ディスポート® 3〜5 単位となる（図 5.47）。

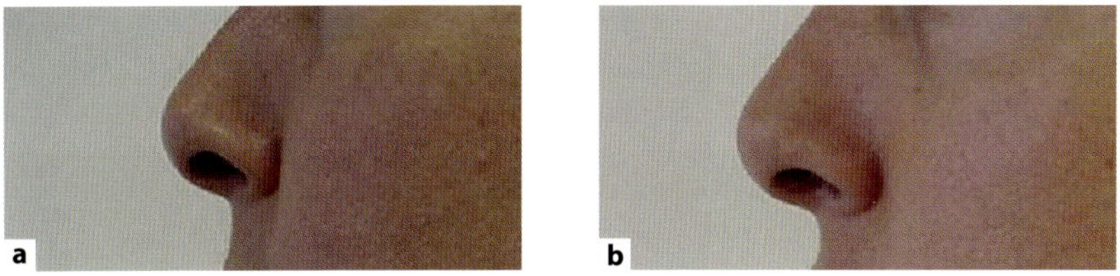

図 5.47　鼻孔開大筋をブロックすると，鼻孔の形が変わってサイズが小さくなり，より繊細な鼻に見える。

鼻中隔下制筋の治療

- テクニック 1
  - 経皮的な注射ポイント　内側脚の 2 カ所（図 5.43）
  - 投与量（左右それぞれ）
    - ボトックス®　1〜2 単位
    - ディスポート®　4〜6 単位
- テクニック 2
  - 経皮的な注射ポイント　鼻柱基部中央の 1 カ所（図 5.44〜5.46）
  - 投与量
    - ボトックス®　2〜3 単位
    - ディスポート®　5〜9 単位
- テクニック 3
  - 口腔内での上唇小帯のすぐ外側の注射ポイント 2 カ所
  - 投与量（左右それぞれ）
    - ボトックス®　1〜3 単位
    - ディスポート®　3〜7 単位

鼻孔開大筋の治療

- 注射ポイント　1 カ所
- 投与量
  - ボトックス®　計 1〜2 単位
  - ディスポート®　計 3〜5 単位

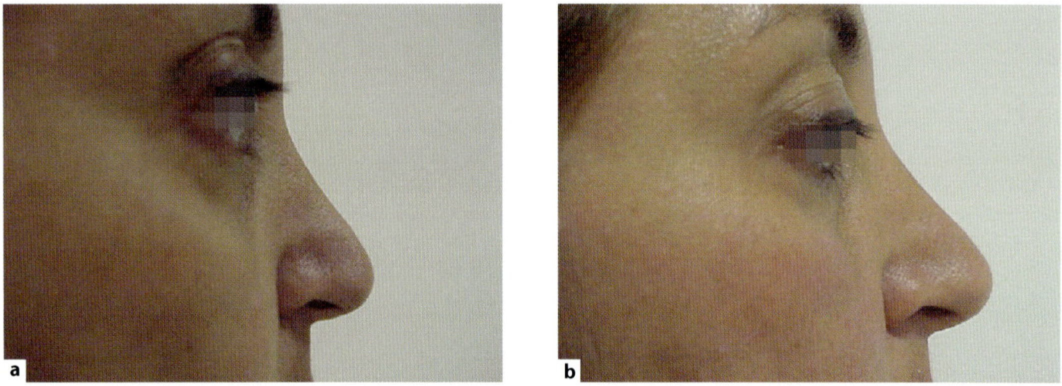

図 5.48　鼻中隔の下制筋が収縮すると鼻尖部は丸くなり，下に曲がる。ボツリヌストキシン A を注射すると鼻尖が上がり，より優雅な横顔になる。

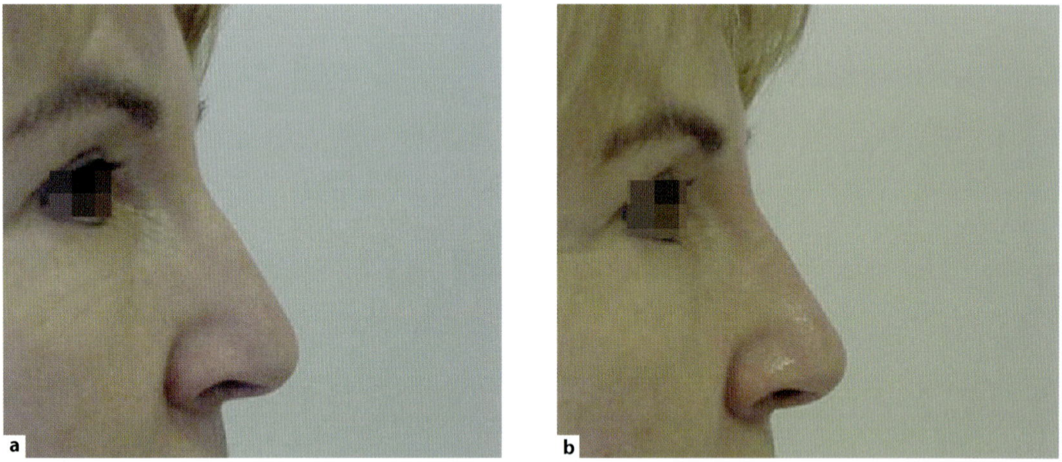

図 5.49　鼻中隔下制筋をブロックすると鼻尖部が少し上がり，上向きに回転する。それによってより若い感じになる。

5 結　果

鼻中隔下制筋にボツリヌストキシンを注射すると以下のような目標が達成可能である。

①筋肉を緩めた状態および収縮させた状態で鼻唇角が増大する
②上口唇が少し長くなる
③上口唇が少し厚くなる
④鼻尖が上がる
⑤赤唇縁と鼻基部の間の横じわが改善する（図 5.48，5.49）

6 合併症

患者選択が適切で，正しいテクニックで行えば合併症はまれである。血腫や浮腫のような合併症はほとんど起こらない。最も多い訴えは痛みである。鼻孔拡大筋への注射はほとんど合併症がない。対照的に，鼻基部で鼻中隔下制筋をブロックしすぎると上口唇が下垂することがある。これは，リラックスしたとき上唇結節と人中のところで上口唇が長くなる患者でその傾向が強い。その場合，上顎中切歯は隠れるようになり，大頬骨筋が収縮して口唇が上外側に引っ張られ，ジョーカースマイルを生じることとなる。もし，大頬骨筋の引く力が強すぎて患者にとって社会生活上望ましくない場合には，大頬骨筋が付着している口角筋軸上方に注意深く注射してみるとよい。ごく少量（ボトックス®0.5単位，ディスポート®1単位）を非常に浅く注射する。望む効果が得られるまで，7日ごとに同じ部位に少量を追加投与してもよい。上口唇の下垂に対してできることはほとんどない。一般に，注射後15日もすれば少し筋の緊張が戻って上口唇が上がり，美容的に改善される。

Tips and Tricks

- 鼻中隔下制筋の治療の最もよい適応は，上口唇が短く，ガミースマイルのある患者である。注射によって，上口唇が長くなったとしても，患者にとっては美容的にはよい状態となる。

〈参考文献〉

Rees TD (1978) Rhinoplasty in the older patient. Ann Plast Surg 1 : 27

Patterson C (1980) The aging nose: characteristics and correction. Otolaryngol Clin North Am 13: 275

Rohrich RJ et al. (2000) Importance of the depressor septi nasi muscle in rhinoplasty: anatomic study and clinical application. Plast Reconstr Surg 105: 376

Batniji RK, Falk AN (2004) Update on botulinum toxin use in facial plastic and head and neck surgery. Curr Opin Otolaryngol Head Neck Surg 12 (4) : 317-22

Carruthers J et al (2004) Consensus recommendations on the use of bitulinum toxin type a in facial aesthetics. Plast Reconstr Surg 114 (6 Suppl) 1S-22S

Dayan SH, Kempiners JJ (2005) Treatment of the lower third of the nose and dynamic nasal tip ptosis with Botox. Plast Reconstr Surg 115 (6) 1784-5

De Maio M (2004) The minimal approach: an innovation in facial cosmetic procedures. Aesthetic Plast Surg 28 (5) : 295-300

Kane MA (2003) The effect of botulinum toxin injections on the nasolabial fold. Plast Reconstr Surg 112 (5 Suppl) : 66S-72S; discussion pp 73S-74S

Le Louarn C (2001) Botulinum toxin A and facial lines: the variable concentration. Aesthetic Plast Surg 25 (2) : 73-84

Tamura BM et al. (2005) Treatment of nasal wrinkles with botulinum toxin. Dermatol Surg 31 (3) : 271-5

7. 鼻唇溝

Mauricio de maio

はじめに

中顔面の老化の徴候の1つは鼻唇溝が目立つことである。これは外科手術で筋肉を引っ張ったり，皮膚を切除するだけでは解決できない。通常，深い鼻唇溝に対するベストな治療はフィラーの注入である。しかし症例によって，特に筋肉の収縮が過剰なために鼻唇溝が目立っているような場合には，鼻唇溝に対するフィラー単独治療ではかえって好ましくない結果になってしまうことがある。美容の開業医は，充填すべきではなくブロックすべきところにフィラーを過剰に注入する傾向がある。溝にフィラーを入れ過ぎると，太ったり腫れたりしているように見えて，アンバランスな顔つきになってしまう。

鼻唇溝の筋肉の自然な動きもまた，さまざまな感情を表現する。鼻唇溝上方が深いと嫌悪感や怒りを表わすし，対照的に下方部分が深いと深い悲しみ，悲哀，喜びを意味する。

口唇周囲で作用する筋肉の量にもよるが，鼻唇溝の治療には十分な注意が必要で，治療後に軽度の非対称が見られたら早く修正すべきである。初診の患者では，初回の治療時に適切な量を決めにくいため，適量が決まるまでは2段階で治療するのがよい。

自然な鼻唇溝は美容的にもマイナスではない。表情や美しさに影響するのは，それが深かったり目立っている場合であって，鼻唇溝を完全になくしてしまうと顔のバランスを損なうことがある。

1 解 剖

鼻唇溝は鼻翼の上外側から口角部に向かって下行する。これには個人差があり，まったくなかったり平坦であったり，皮膚の余剰や切歯骨の欠損のために非常に深いこともある。口角部外側で止まっていることもあるし，おとがい領域にまで達することもある。一般的に，鼻唇溝が目立っている場合にはその原因は1つではない。溝の上の皮膚が薄くなっていたり，溝の上に余分な皮膚が垂れ下がっていたり，溝の外側に過剰な脂肪沈着が見られたり，頬脂肪パッドの下垂もしくは弛みや筋肉の過剰な動きなどがその原因となり得る。

それは高齢の患者でも同じで，鼻唇溝が目立つ原因は単一ではない。顔面の老化に伴って，若い時のような皮下組織の厚さは失われてくる。脂肪がなくなってくると皮膚の緊張がなくなり，溝やしわができてくる。鼻唇溝がより目立ってくると，意図せざる感情が表現されるということになってしまう。生物力学的な支えがなくなると，皮膚は筋肉の過剰な動きの影響を受けるようになる。

鼻唇溝の筋肉には，内側から外側にかけては上唇鼻翼挙筋・上唇挙筋・小頬骨筋・大頬骨筋があり，深層では口角挙筋がある。大頬骨筋は鼻唇溝にはほとんど影響を及ぼさない。上唇挙筋は上口唇を挙上する主たる筋肉であり，鼻唇溝中央部分を形成し動かす働きがある。それは眼窩下孔の上，眼輪筋の下で眼窩下縁から起きる。さらに，上唇鼻翼挙筋と小頬骨筋の間を下行していき，上口唇の中央と外側に付着する。上唇挙筋は上口唇を挙上し，外反する。

鼻唇溝に作用する他の筋肉に，上唇鼻翼挙筋がある。この筋は上顎骨前頭突起から起こり，下行して2つの筋腹に分かれる。最も内側の小さな筋線維は鼻軟骨と鼻の皮膚に付着し，また外側の大きな筋線維は下行し上口唇に付着して，その筋線維は上唇挙筋と口輪筋の線維と一緒になる。上唇鼻翼挙筋は鼻唇溝の内側の最も上方部分を形成する。この筋の内側の鼻側筋線維束は鼻孔を拡げ，鼻唇溝を外側に変位させ，鼻唇溝を浅くする。口唇の筋線維束は上口唇を外反し，挙上する（表 5.7）。

2　治療目的

この部での筋肉の過剰な活動を減じることである。上唇挙筋または上唇鼻翼挙筋をブロックすることで，目立つ鼻唇溝を自然な鼻唇溝にする。

3　患者選択

深い，または目立った鼻唇溝は老化の微候と考えられる。鼻唇溝が深い若者は自分自身でも実年齢より老けていると考えている。筋肉を緩めたり収縮させたりした状態で患者を診る。これは大変重要で，筋肉を緩めた状態で鼻唇溝が目立っている場合には，頬，口唇，下あごなどの周囲の構造も検討する。もし目立つ鼻唇溝の周囲の組織が萎縮していて鼻翼の上外側部分が平坦であれば，フィラーの注入が最もよい治療法となる。反対に，周囲組織が突出して鼻翼の上外側部分が膨らんでいるようであれば，ボツリヌストキシン治療を考える。

筋肉の動きを診る時に，患者に思いきり微笑んでもらうと，鼻唇溝の最上方部分がさらにはっきりする。この部分を触ってみると，上唇鼻翼挙筋が収縮しているのが確認できる。この筋の線維は鼻翼と上口唇に分かれていく。

ボツリヌストキシン治療に最も適しているのは，笑うと歯茎が過度に露出するような，赤唇縁と鼻基部の間の距離が短い（上口唇の短い）患者である。逆に上口唇が長い（赤唇縁から鼻基部まで）場合は，治療により上口唇が長くなってしまうことがあるため注意する。

4　テクニック

適切に患者を評価したのちに鼻唇溝上方の膨隆部分をマークする。通常麻酔は必要ない。敏感な患者には治療の20分前に外用の麻酔クリームを塗布してもよい。30°の角度で浅く注射し，皮膚に刺入するのは30ゲージの針先1/3（+／−3mm）程度にする（図 5.50，5.51）。投与量はボトックス®1〜3単位，ディスポート®3〜8単位からとさまざまである。上口唇の長い患者に対して

表 5.7　上唇挙筋と上唇鼻翼挙筋の特徴

筋肉	作用	協調筋	拮抗筋
上唇挙筋	上口唇を挙上し，外反する 鼻唇溝中央部分を形成し動かす	上唇鼻翼挙筋外側部分 口角挙筋 大頬骨筋　小頬骨筋	口角下制筋，口輪筋
上唇鼻翼挙筋	内側部分：鼻孔を開く 外側部分：上口唇を挙上し，外反する 鼻唇溝の最上方を形成する	内側部分：鼻孔開大筋 外側部分：上唇挙筋，大頬骨筋， 小頬骨筋，口角挙筋	口角下制筋，口輪筋

上唇鼻翼挙筋の治療

- 注射ポイント　左右 1 カ所ずつ
- 投与量（片側）

ボトックス®	1〜3 単位
ディスポート®	3〜8 単位

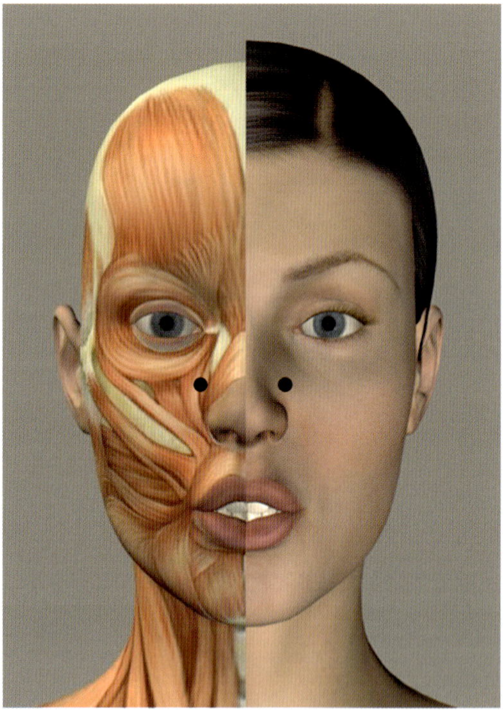

図 5.50　鼻唇溝修正のための注射ポイント

は，初めのうちは浅く，最少量を注射すべきである。

初めて治療する患者には治療を 2 段階にした方がよいだろう。結果によっては，7〜15 日後に追加投与する。

5　合併症

鼻唇溝を過度にブロックすると，上口唇が長くなるか，または片側か両側で上口唇が完全に垂れ下がってしまうことになる。中切歯と側切歯が極端に隠れてしまう。口唇中央部の挙筋の低緊張または弛緩によって部分的もしくは完全に上口唇が垂れ下がってしまうと，口唇外側は大頬骨筋によって極端に引き上げられることになり，その結果いわゆる“ジョーカースマイル”を呈することになる。

注射後に多く見られるのは非対称である。筋肉を緩めた状態では鼻唇溝上方の膨隆した部分は形よく平坦になっているが（図 5.52-a, b），筋肉を動かしてみると非対称がはっきりしてくる（図 5.52-c, d）。筋肉が過剰に収縮している側に注射を追加すれば，この非対称は容易に解決できる。

Tips and Tricks

- 鼻唇溝に対するボツリヌストキシン治療は以下のような患者から開始する：若い，皮膚の萎縮がない，上口唇が短い，ガミースマイルがある患者。
  過度に上口唇が長く，頬が平坦で，筋肉を動かしてみて筋緊張の低い高齢の患者は避ける。

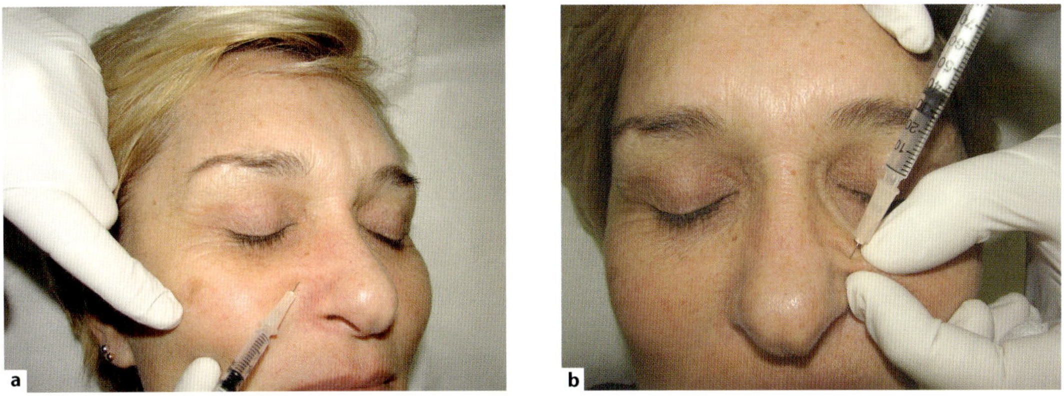

図 5.51 (a) ボツリヌストキシン A の注射は鼻唇溝上方の膨隆している部分に行う。最も表層の線維をブロックする。もし深い層の線維がブロックされると上口唇の下垂が起こる可能性がある。(b) 上唇鼻翼挙筋の内側のスリップをつまんで注射するとボツリヌストキシン A を正しく注射しやすくなるし，痛みも軽くなる。

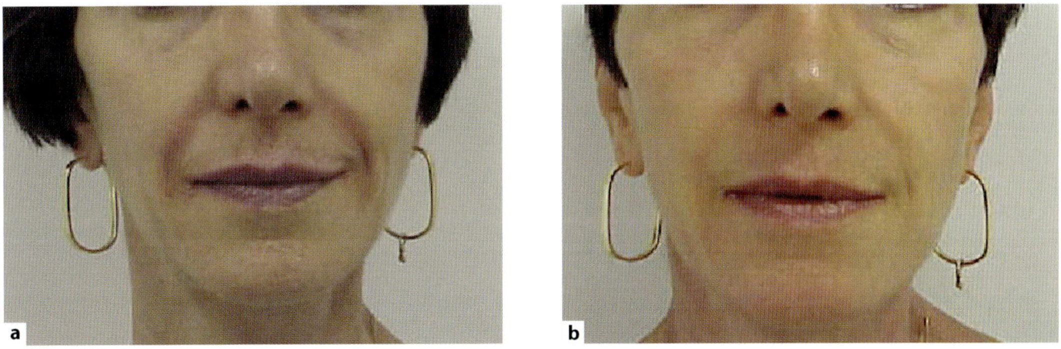

(a, b) 筋肉を緩めた状態では，治療前・後とも全く対称的である。

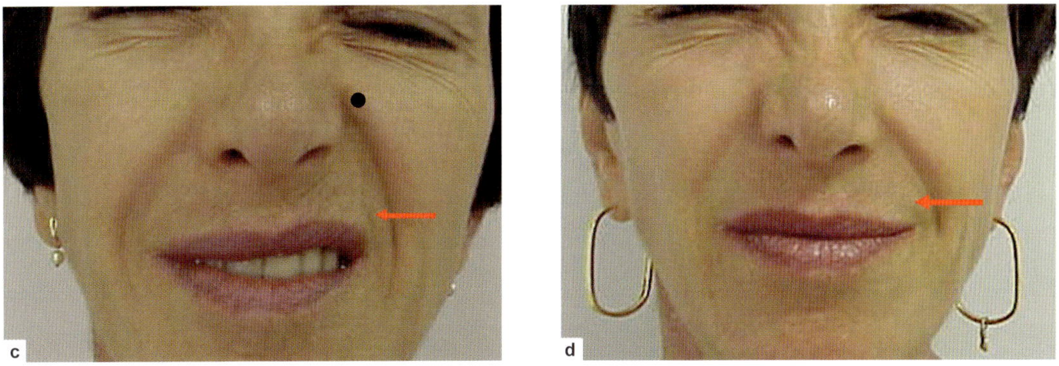

(c, d) 治療後 7 日，表情を動かしている間に上唇鼻翼挙筋が過剰に収縮すると非対称になる。主に左側の歯が見える。バランスをとるために，ボツリヌストキシン A の追加注射を行った（黒い点を参照）。

図 5.52 鼻唇溝に対するボツリヌストキシン A 治療前と初回治療後 7 日の状態

〈参考文献〉

De Maio M (2004) The minimal approach: an innovation in facial cosmetic procedures. Aesthetic Plast Surg 28 (5) : 295-300

Kane MA (2003) The effect of botulinum toxin injections on the nasolabial fold. Plast Reconstr Surg 112 (5 Suppl) : 66S-72S; discussion 73S-74S

Kane MA (2005) The functional anatomy of the lower face as it applies to rejuvenation via chemodenervation. Facial Plast Surg 21 (1) : 55-64

Klein AW (2004) Contraindications and complications with the use of botulinum toxin. Clin Dermatol 22 (1) : 66-75

McCracken MS et al. (2006) Hyaluronic acid gel (Restylane) filler for facial rhytids: lessons learned from American Society of Ophthalmic Plastic and Reconstructive Surgery member treatment of 286 patients. Ophthal Plast Reconstr Surg 22 (3) : 188-91

8. 頬のしわ

Mauricio de Maio

はじめに

顔面上1/3と下1/3におけるボツリヌストキシンの使用については非常に安全であり，良好な再現性の高い結果が得られてきている。また多くの研究も報告されている。しかし顔面中1/3では，副作用を避けるためにも，口唇周囲に影響を及ぼす筋肉近傍への注射には常に注意が必要である。

頬のしわは，皮膚が薄く筋肉の動きが過剰な患者に見られる。通常，しわは曲線を描き，加齢とともに皮膚が萎縮した患者に見られるが，光損傷のある若い患者にも見られる。これらのしわは，皮下で大頬骨筋や笑筋が繰り返し収縮する薄く萎縮した皮膚に生じる。

頬のしわに対しては顔面の脂肪も同様に重要な役割を果たす。脂肪が少ない場合には皮膚が筋肉に引っ張られてしわがさらに深くなる。若い人でも皮膚が非常に薄いとしわができ，歳よりも老けて見られる。顔に影響する加齢現象の1つに皮下組織の減少がある。明らかな筋肉の過剰運動がなくても，真皮が萎縮して脂肪がなくなってくるとしわができやすくなる。ある程度の年齢を過ぎてからの体重減少は体型的にはいいかも知れないが，顔にとってはまず好ましくない。

1 解 剖

筋肉の動きが過剰なために生じる頬のしわは，主に口唇の外側と上外側の挙筋の可動域が過度に長くなるために生じる。過剰な筋肉の動きに伴うしわは常に筋線維に対し直角である。これによってしわの形成に関してどの筋肉が優位なのかが容易にわかる。特定の筋肉に優位性があるとしても，しわの動きを方向づけるのは結果としてベクトルである。

表情筋の線維はすべて周囲の筋肉と渾然一体となっている。頬は大頬骨筋・笑筋によって直接影響を受け，上方では眼輪筋，下方では口角下制筋・広頸筋によって間接的に影響を受ける（表5.8）。前述したように，頬に作用するベクトルの力に間接的に影響する筋肉が他にもある（表5.9）。

2 治療目的

筋肉が緩んでいる時，また症例によっては表情を動かしている状態で，しわを浅くすることである（図5.53）。

表5.8 頬のしわの原因となる筋

筋肉	作用	協調筋	拮抗筋
大頬骨筋	口角筋軸・口角を牽引して挙上する	他の4つの挙上筋すべて	口輪筋，口角下制筋，広頸筋
笑筋	口角を牽引する	大頬骨筋，頬筋	口輪筋

表 5.9 頬に間接的に影響を及ぼす筋

筋肉	作用	協調筋	拮抗筋
眼輪筋	眼窩部：随意的な閉瞼と目尻のしわの形成 下方に伸びる筋線維は頬の領域に達する	皺眉筋，鼻根筋	上眼瞼挙筋：閉瞼に対して 前頭筋：眉毛の膨隆に対して
口角下制筋	口角筋軸と口角を押し下げる 下方の頬にしわを形成する	広頚筋の口角筋軸部 下唇下制筋	口角挙筋，大頬骨筋
広頚筋	前方の線維：下顎を下げる 中間部の線維：口唇部：下口唇を下げる 後方の線維：口角筋軸部：口角結節*を下げる 下制筋として働く可能性があるので，頬のしわの形成に影響する可能性がある	口角下制筋	口角挙筋

*訳者注　口角結節：笑うとエクボができる箇所

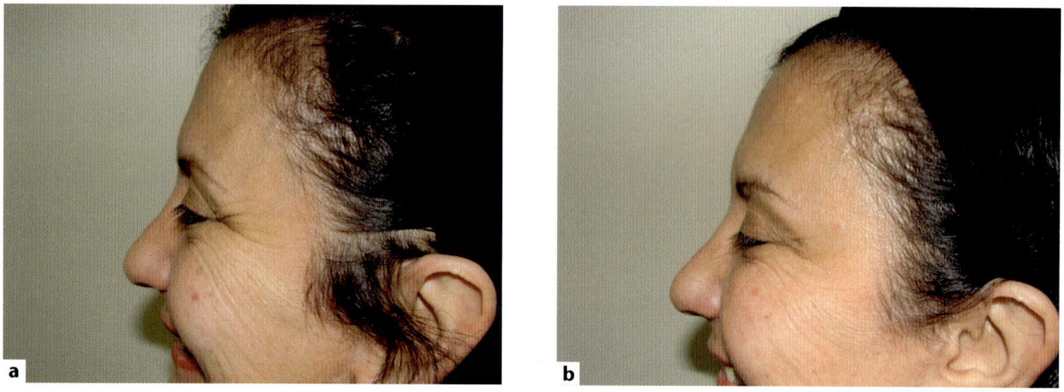

図 5.53 表情によってできる頬のしわを軽減するための治療前・後。自然な結果が得られ，筋肉の機能も障害しない。

3 患者選択

患者が筋肉を緩めたり収縮させたりした状態を診る必要がある。光損傷のある患者では筋肉が緩んだ状態でも頬のしわが見られるが，一方，表情じわが見られるのは主に薄く色白の皮膚の患者の場合である。触ってみると皮膚は薄く張りがない感じがする。脂肪組織の減少と同様に真皮もまた萎縮しているのがわかる。若く皮膚が薄い患者は，年よりも老けて見えるこの頬のしわを好まない（図 5.54）。乾燥肌の患者も同様に細かいしわができやすい。オイリースキンの患者ではより粗いしわになる（図 5.55）。

高齢の患者では，光損傷という点からも真皮や皮下組織の萎縮という点からも，しわができやすい。筋肉を緩めた状態で頬にしわがあるとよりいっそう老化が強調される。頬に多数存在する細かい静的なしわに対する最もよい治療はケミカルピーリングやレーザーリサーフェイシングである。頬の萎縮はフィラーや脂肪移植で改善できる。その結果，筋肉の引っ張る力は生物力学的にブロックされることになる。

活発に表情を動かしている時に，笑筋や大頬骨筋などの外側および上外側の筋肉がそれぞれ過剰に動くことがある。頬の表情じわは軽度で口角部から1～2cm 外側のみに存在することもあるし，

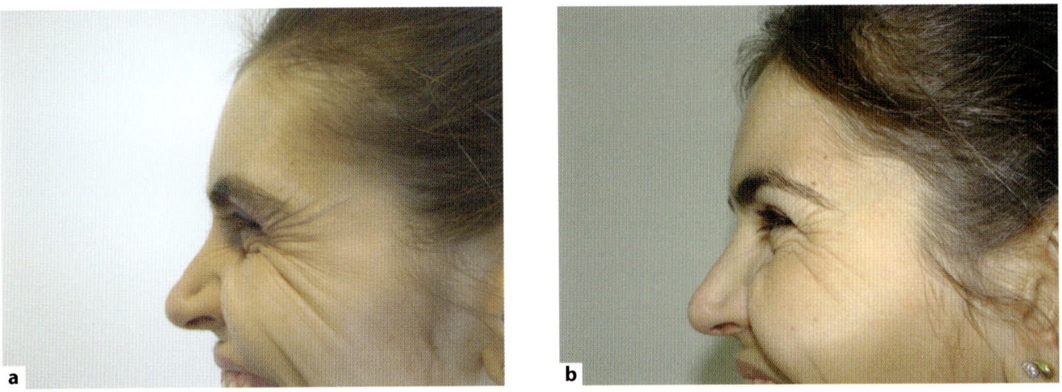

図 5.54 薄い皮膚で頬にしわが寄る典型的な若い女性の治療前・後。合併症もなく自然な改善が得られている。

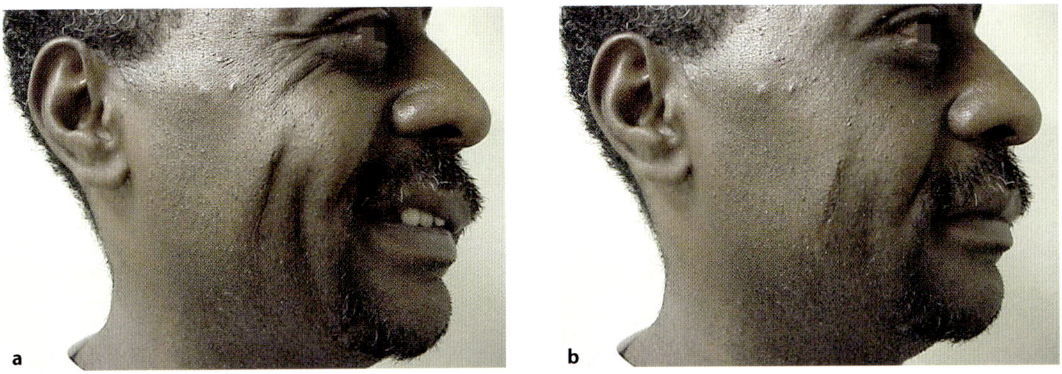

図 5.55 粗いしわになる厚くオイリーな皮膚の男性患者の治療前・後。治療後は表情を動かした時の頬のしわが軽減している。

頬全体に広がり非常に目立つこともある（図 5.56）。また，光損傷のある皮膚や皮膚の萎縮から来る静的なしわは，通常，表情を活発に動かすとさらに目立ってくる。静的なしわはフィラーでもリサーフェイシング治療でもよくなるが，ボツリヌストキシンによる治療もまた真皮深層に付着する筋線維を緩めるので有用である。

4 テクニック

頬のしわに注射するテクニックに関して最も重要なことは，筋肉の可動域は決して障害してはならない，ということである。筋肉の収縮が少し弱まれば皮膚の浅いしわは目立たなくなる。頬の注射は痛くないので，外用の麻酔薬を使用する必要はない。洗顔後，筋肉を緩めたり収縮させたりしてしわの状態を診る。しわの数は患者によって異なるので，マーキング部位も 1 列で 2 カ所の注射ポイント，2 列で 4 カ所の注射ポイントなどとさまざまである（図 5.57, 5.58）。

患者に表情をいろいろ変えてもらうと注射部位を決めやすい。第 1 列と第 2 列（必要なら）は表情じわが最も集中するところにすべきである。通常，表情じわは口角から 1〜2cm のところからスタートする。マーキングのガイドラインとして，口

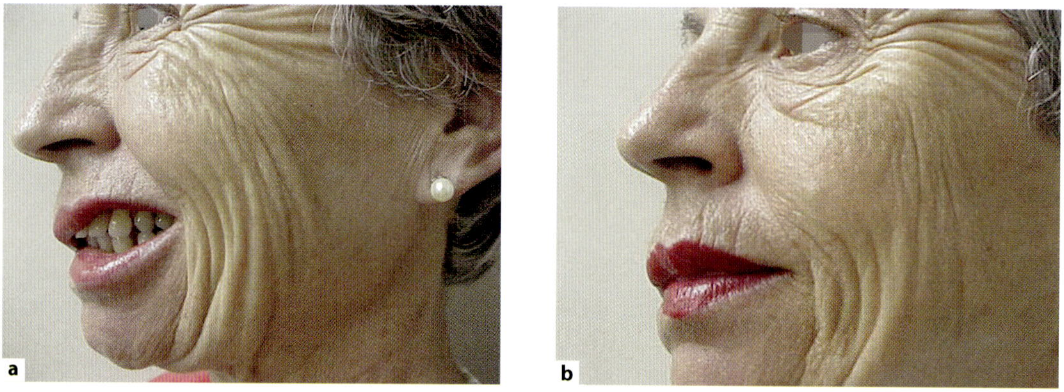

図 5.56 筋肉の動きが過剰な患者のボツリヌストキシン A 治療前・後
皮膚のしわの程度と筋肉の収縮力が弱くなっている。これは複雑なケースと思われる（Chapter 6 1. 顔面非対称　参照）。

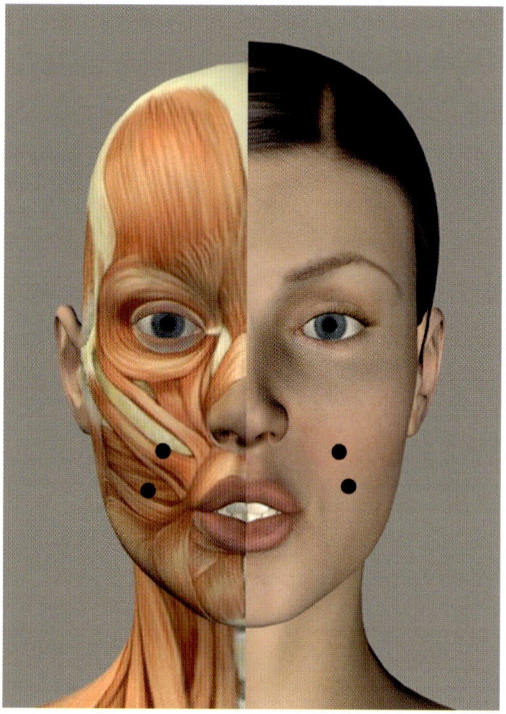

図 5.57 頬中央部のしわに対する皮内注射の最少限の注射部位
注射は筋層には達しないように注意する。ブロックは皮膚のしわを形成する皮下の筋線維をターゲットとするべきである。

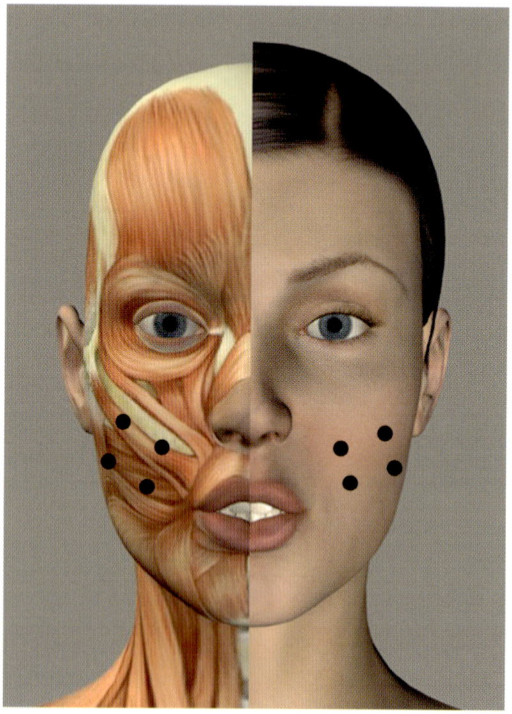

図 5.58 2 列テクニック
より強い筋肉，オイリーで厚い皮膚，多数の頬のしわがある場合に向いている。

角から耳前部耳珠のところに向かう線を想定する。最初の列は口角から1～2cm 離れたところに置き，想定した線の上 0.5cm の点と下 0.5cm の点の2カ所に注射ポイントをマークする。必要なら第1列の外側1～2cm の位置に第2列を定め，第1列とまったく同様にさらに2点をマークする（図 5.59）。

マーキングが終了したら，真皮，皮下組織の層で針を皮膚に平行に2～3mm 刺入する。これより深く刺すと筋肉の可動域を障害する恐れがある（図 5.60）。より深い筋肉に拡散していくのを防ぐためには，ボツリヌストキシンの用量も投与量も少なくすることである。最初の注射は，左右それぞれの頬にボトックス®計1～3単位，ディスポート®計3～9単位にする。必要なら，7～15日後に投与量を増やして再度治療してもよい。

最も重要なことは，針先で丘疹ができるのを見て，注射が真皮内（または最大でも皮下）であることを確認することである（Chapter 6 3.マイクロインジェクション　参照）。

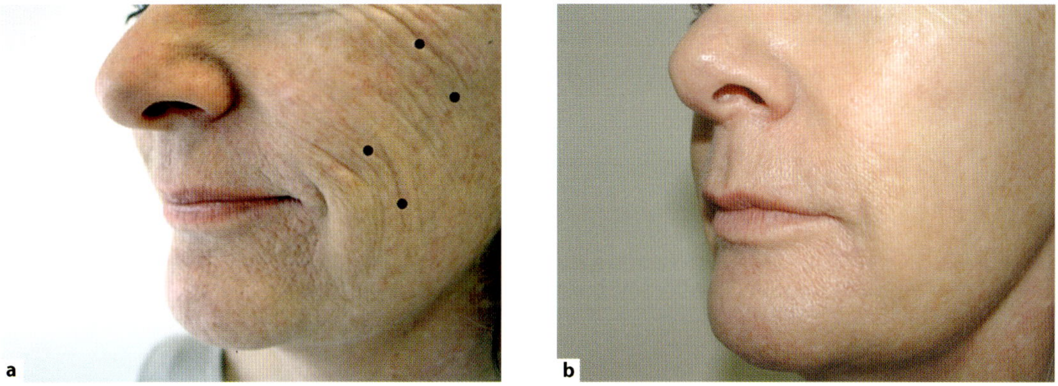

図 5.59　治療前と，2列テクニックによる頬の治療3回終了後の状態

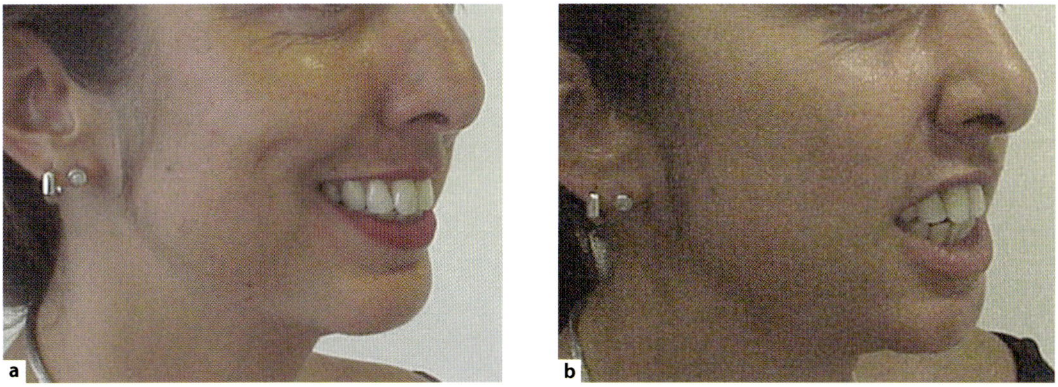

図 5.60　右頬のしわの患者である。頬のしわに不注意に深く注射した。治療後，大頬骨筋と笑筋の両方がブロックされて上唇挙筋と下制筋が優位になったために不自然な微笑みになっている。

頬のしわの治療

- 注射ポイント　1列か2列までで，それぞれの側で各2カ所ずつ
- 注射テクニック　非常に浅く，皮内か皮下注射に限定
  (Chapter 6 3. マイクロインジェクション　参照)
- 投与量(片側)　ボトックス®　計1〜3単位
  ディスポート®　計3〜9単位

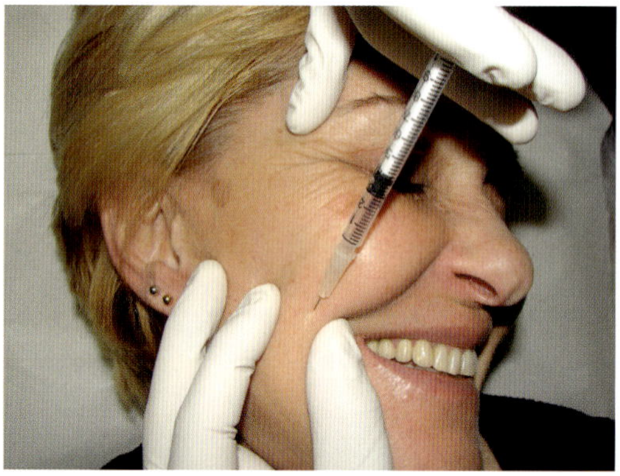

図 5.61　この部位での注射は，深部の線維を障害して筋肉の可動域を損なわないよう，皮内にすべきである。

5　合併症

非対称，上口唇の下垂，筋肉の可動性の障害などがある。合併症は主に，注射が深いか投与量と用量が多いことが原因である。不注意に大頬骨筋をブロックしてしまうと上口唇が下垂する恐れがある。また，笑筋のブロックに伴って笑う時の筋肉の可動域が障害され，口唇の挙筋と下制筋のバランスが悪くなることがある。

Tips and Tricks

■ 頬のしわは皮内注射・皮下注射のどちらでもよく治療できる(図 5.61)。良好な結果を得るためには通常，反復した治療が必要になる。

〈参考文献〉

Bikhazi NB, Maas CS (1997) Refinement in the rehabilitation of the paralyzed face using botulinum toxin. Otolaryngol Head Neck Surg 117 (4) : 303-7

De Maio M (2004) The minimal approach: an innovation in facial cosmetic procedures. Aesthetic Plast Surg 28 (5) : 295-300

Ellis DA, Tan AK (1997) Cosmetic upper-facial rejuvenation with botulinum toxin. J Otolaryngol 26 (2) : 92-6

Matarasso SL, Matarasso A (2001) Treatment guidelines for botulinum toxin type A for the periocular region and a report on partial upper lip ptosis following injections to the lateral canthal rhytids. Plast Reconstr Surg 108 (1) : 208-14; discussion pp215-7

Spiegel JH, DeRosa J (2005) The anatomical relationship between the orbicularis oculi muscle and the levator labii superioris and zygomaticus muscle complexes. Plast Reconstr Surg 116 (7) : 1937-42; discussion pp1943-4

9. ガミースマイル

Mauricio de Maio

―はじめに―

微笑んだり笑ったりした時に歯茎が見えすぎる状態をガミースマイルという。美容的観点からはこのようなタイプの微笑みは好ましくないものである。患者は普段はそれに気づかないが，写真を見て初めて実感することとなる。特に女性にとっては大変悩みの種となることがある。鼻基部とキューピッド弓間の長さが短い患者や，突出した鼻と未発達の下顎によって顔面側貌が凸の患者もこのような微笑みになりやすい。上口唇が後退して上顎切歯も見えた状態であり，口呼吸をすることが多い。このような患者では鼻唇溝も深い。

微笑みのタイプ

微笑みには3つのタイプがある。ガミースマイルは2番目に多いタイプ（35%）である。口の中央部分が挙上するので「犬が牙をむいたような笑い方」としても知られている。上口唇を挙上する上唇挙筋が中心的な働きをしており，これが強く収縮しているとガミースマイルになる。上唇鼻翼挙筋もまたガミースマイルの出現に深く関与している。この筋の収縮によって，上口唇の中央部分と鼻翼が挙上する。ガミースマイルを呈する患者は微笑んでいる間，上口唇がそり返っていることが非常に多い。これらの患者には例えば，フィラーによる上口唇の増大治療は非適応である。赤唇部が膨らみ過ぎてしまうためである。最もよいアプローチは，フィラーとボツリヌストキシンのコンビネーション治療である。フィラーとボツリヌストキシンの相乗効果によって，より自然な表情が得られる。

微笑みで最も多い（67%）タイプは，大頬骨筋が優位に作用した結果見られる「モナリザスマイル」である。口角部が強く外側に引かれ中央部分は緩やかに挙上する。また，上下の歯がすべて露出してしまう「総入れ歯のように歯茎をむき出しにした笑い方」（2%）は最も少ない。

上口唇が中切歯の上1/3を被っているのが最も調和の取れた状態である。

1 解 剖

口輪筋は口唇の括約筋である。両側性の環状の筋で財布のひもを締めるように口を閉じたりすぼめたりする。上方では鼻中隔，上顎骨と，下方では下顎骨内側部分に固着している。口輪筋深層は頬筋の線維となり，切歯束によって強固なものになっている。

皮膚からは粘膜方向に向かって短い斜めの線維が口唇を横切って走る。さらに浅い層では5つの挙上筋と2つの下制筋など7つの小さい筋が付着している。口角部には口角筋軸と呼ばれる部位があり，そこでは口唇の挙上筋や下制筋が互いに組み合わさっている。挙上筋は大頬骨筋・小頬骨筋・上唇挙筋・上唇鼻翼挙筋・口角挙筋からなる。大頬骨筋は頬骨（頬骨側頭縫合の前方）から起こり，口角部に向かって下内側に走行し，口角筋軸を形成する。小頬骨筋は頬骨（上顎縫合の後ろ）から起始し，下方および内側に向かい上唇挙筋の外側縁で口輪筋と連続する。大頬骨筋の作用は口角を挙上することであり，鼻唇溝に対してはほとんど（もしくはまったく）影響しない。鼻唇溝の中央，内側のほとんどの部分を動かすのは上唇挙筋と上唇鼻翼挙筋である。

> 大頬骨筋は口角を挙上するが，鼻唇溝にはほとんど（またはまったく）影響しない。

口唇の主要な挙上筋は上唇挙筋で，眼窩下孔の直上の眼窩下縁から起こり，その線維は鼻唇溝の中央部分に付着する。上唇鼻翼挙筋は上顎骨前頭突起から起こり，鼻翼軟骨と上口唇中央に付着する。鼻孔を開き，内側上口唇を外反し挙上する（表 5.10）。鼻唇溝の内上方部分を深くする（表 5.10）。

> ガミースマイルは，上唇鼻翼挙筋と上唇挙筋の両方（またはそのいずれか）の過剰な動きによって生じる。

2 治療目的

筋肉を緩めた時に歯茎が見えるのを避けることと，微笑む際に歯茎が極端に露出しないようにすることである。

3 患者選択

筋肉を緩めた時と収縮させた時の状態の相関関係を診る。筋肉を緩めた状態では口唇と鼻に注目する。一般にガミースマイルのある患者は上口唇と鼻基部の間の距離が短い。上口唇はだいたいにおいて薄く，鼻唇角は 90° かそれ以下である。上口唇はしばしば後退しており，安静時に上顎切歯が見える。口が半開きの状態と言われる。

活発に表情を動かしたり，微笑んでいる時には歯茎がかなり見えてしまう。正面と側面で見ると，歯茎が見えすぎており，普通は鼻尖部が下がっている。上口唇は外反して薄くなっていることもある。この場合にはフィラーで口唇の増大治療をしても芳しい結果は得られない。患者も医師も口唇の増大治療には失望してしまうが，これは主に口唇が大きくなり過ぎ，不自然に見えるからである。上口唇を薄くするような動きや筋肉に対する治療はしない。

口唇周囲に対して協調筋や拮抗筋として作用する筋はたくさんあるので，患者選択には十分注意する。合併症を最小限にするためには，筋肉を緩めた時に上口唇が非常に短い患者や，表情を緩ませた時にも活発に動かした時にも歯茎が露出しすぎてしまう患者を選ぶべきである。

4 テクニック

患者に最大限微笑んでもらう。患者がガミースマイルだけを呈しているのか，または鼻翼部で鼻唇溝も深くなっているのかを診る。鼻唇溝も深く

表 5.10 ガミースマイルを形成する筋

筋肉	作用	協調筋	拮抗筋
上唇鼻翼挙筋	内側部：鼻孔を拡げる 外側部：上口唇を挙上し，外反する	内側部：鼻孔開大筋 外側部：上唇挙筋，大・小頬骨筋，口角挙筋	口角下制筋，口輪筋
上唇挙筋	上口唇を挙上し，外反する	上唇鼻翼挙筋の外側部分，口角挙筋，大・小頬骨筋	口角下制筋，口輪筋

なっている場合には，上唇鼻翼挙筋の口唇成分に注射する（図 5.62〜5.64）。注射は鼻唇溝最上部の膨隆部分にする。この部位の筋肉は浅いので，30 ゲージの針先の 1/3（＋／－ 3mm）程度を皮膚と筋肉に刺入する。投与量は左右それぞれボトックス®2〜3 単位，ディスポート®5〜7 単位とする。

患者が浅い鼻唇溝とガミースマイルを呈している場合には，少し下方の上唇挙筋に注射する（図 5.65〜5.67）。また，投与量は少量にすべきであり，ボトックス®で 1〜2 単位，ディスポート®で 3〜4 単位とする。ここでの注射は口輪筋より深層にする。15 日後に治療効果と非対称の有無を診る。効果が部分的である時には程度に合せて，初回投与量の 50〜100% の量を追加投与する。非対称が見られた時には，どちらのサイドがまだ過剰に動いているのかを見極めて，両方のバランスがとれるように追加投与する。

5 合併症

1）非対称

ガミースマイルの治療で最も多い合併症は，非対称と上口唇の下垂である。100% 対称的な人はいないので，治療前に非対称があることを患者に示しておくことが重要である。写真も取っておく。

非対称のある患者に対称的に注射すると，かえって非対称が悪化してしまうことがある。通常，筋肉を緩めている時にはわからないが，活発に表情を動かしてみて初めてわかる。

軽度のアンバランスは許容範囲として，患者の

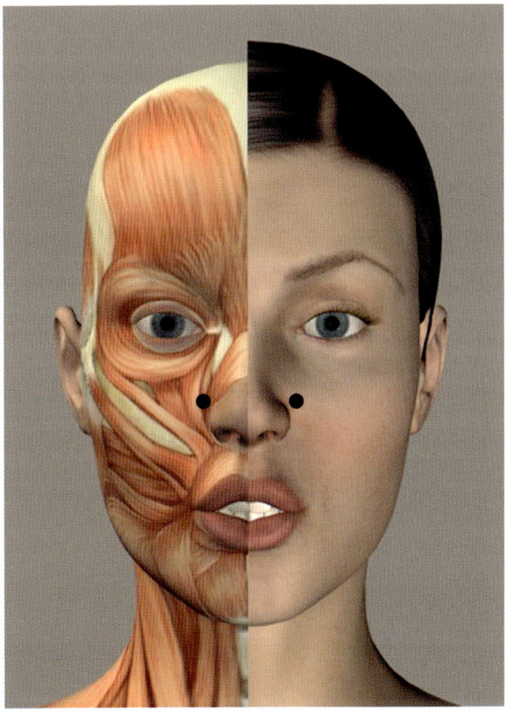

図 5.62　ガミースマイルに対する注射ポイント
鼻唇溝が目立って上口唇が短い患者

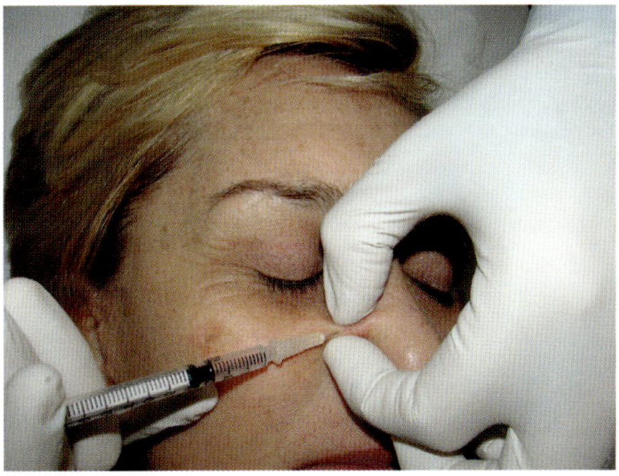

図 5.63　ガミースマイルに対するボツリヌストキシン A 治療では，鼻唇溝上方部分で上唇鼻翼挙筋の外側スリップをブロックする。治療に適しているのは，鼻唇溝が目立っていて上口唇が短い患者である。

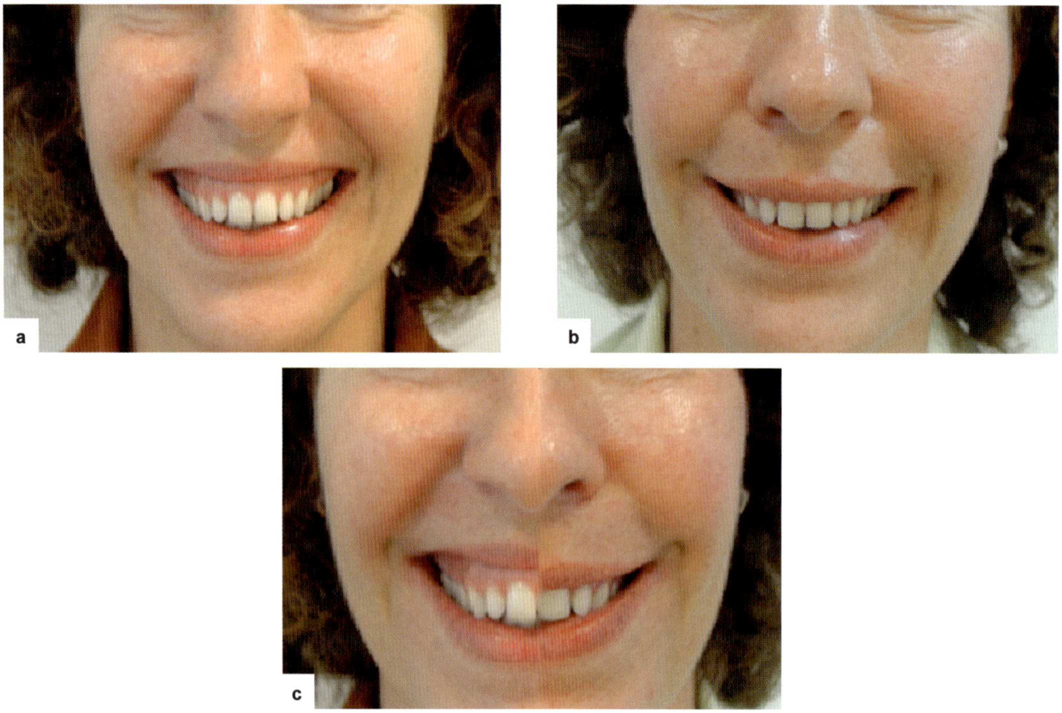

図 5.64 (a) ガミースマイル・治療前の状態。(b) 治療後，ガミースマイルは改善して中切歯の上 1/3 は完全に隠れているのがわかる。上唇挙筋のような内側の筋がブロックされているため，少し頬骨筋で上外側が引っ張られている傾向がある。微笑むパターンが変わってくる。(c) a,b の分割写真。ガミースマイルの変化が明らかである。

鼻唇溝が目立っていて上口唇が短いガミースマイルの患者に対する治療

- 注射ポイント　　左右 1 カ所ずつ：上方に注射 (上唇鼻翼挙筋)
- 投与量 (上方に注射する初回の量)　　ボトックス® 2〜3 単位　　ディスポート® 5〜7 単位

鼻唇溝が浅く上口唇が長いガミースマイルの患者に対する治療

- 注射ポイント　　左右 1 カ所ずつ：下方に注射 (上唇鼻翼挙筋と上唇挙筋)
- 投与量 (下方に注射する初回の量)　　ボトックス® 1〜2 単位　　ディスポート® 3〜4 単位

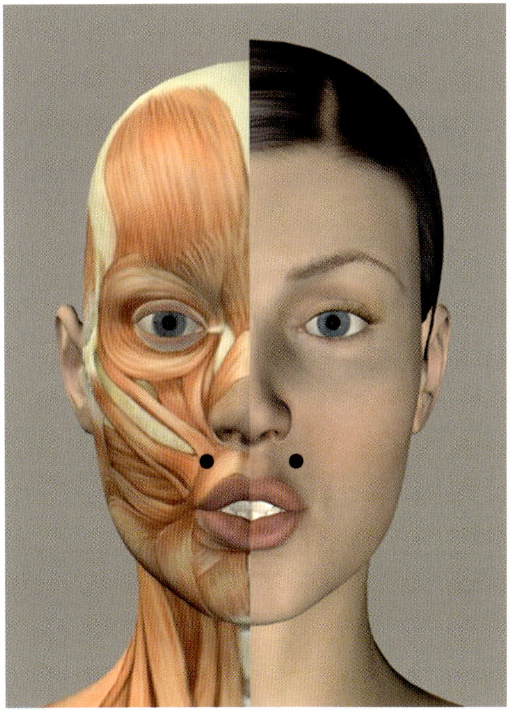

図 5.65 ガミースマイルに対する注射ポイント
鼻唇溝が浅く，上口唇が長い患者

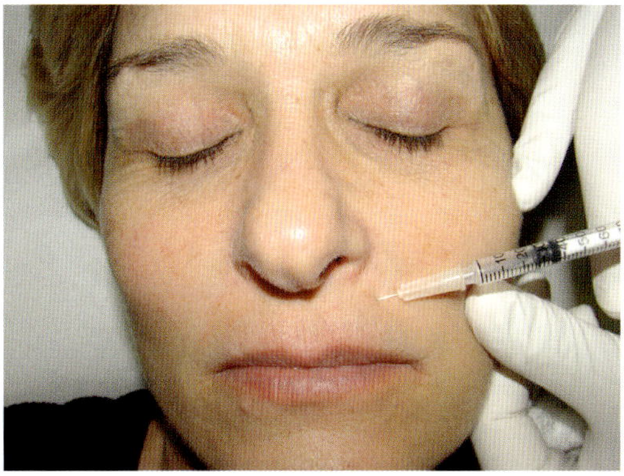

図 5.66 下の方での注射は，鼻唇溝が浅く上口唇が長い患者に適している。上唇挙筋が口輪筋より深部に存在するため，注射は口輪筋の下にする。この注射では薬剤が上唇鼻翼挙筋と上唇挙筋の両方に達する可能性がある。上口唇が長くならないように注意する。

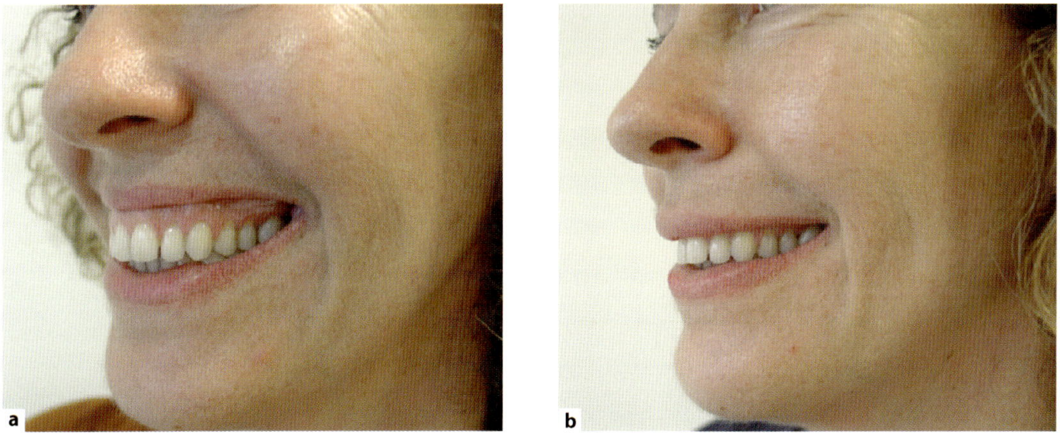

図 5.67 歯茎が見えすぎていたが，治療後は改善している。また，上口唇が長くなり，赤唇部も厚くなっている。筋肉がブロックされる治療前は，筋肉が上方に引っ張られるのと赤唇部の内反によって上口唇は薄く見える。

要求があった場合のみ修正すべきである。しかし，中等度から高度の非対称は，それがはっきりと現れた時点でただちに治す必要がある。さらなる非対称を防ぐためにも，初回投与量の25～50%を投与し，7～15日後に結果を評価する。

2）上口唇の下垂

過剰にブロックすると，上口唇の中央部分が下がり過ぎてくることがある。その結果，大頬骨筋で上口唇外側が過剰に引っ張られ，ジョーカースマイルを呈することになる。その場合は，大頬骨筋を少しだけブロックすることによって，外側部の引き上げ過ぎを軽減する。

Tips and Tricks

- 静止時に口が半開きで上口唇が短い患者を選択すること。たとえ上口唇が長くなり過ぎることがあっても患者にはメリットがある。

〈参考文献〉

Corliss R (2002) Smile-you're on botox! Time 159 (7) : 59

Tulley P et al. (2000) Paralysis of the marginal mandibular branch of the facial nerve: treatment options.Br J Plast Surg 53 (5) : 378-85

10. 上口唇・下口唇のしわ

Berthold Rzany

——はじめに——

上口唇の縦じわは強く老化を感じさせる。注入用フィラーを使用しても一部にはまだしわが残ることがある。

1 解 剖

口唇は赤唇部と隣接する皮膚からなる。両者ともに鼻から顎に至る1つの解剖学的なユニットと考えられている（Salasche and Bernstein 1988）。粘膜と皮膚からなる口唇はV型のキューピッド弓，はっきりした赤唇部と上唇結節，口唇交連の上向きのラインから構成される。上口唇と下口唇のゴールデンプロポーションは1：1.618である。人中は重要な解剖学的ランドマークで，白唇部中央部分は垂直な2本の人中稜で強調されている。キューピッド弓は人中基部の凹面である。

上口唇の皮膚は非常に薄く皮下脂肪が少ない。この部分に支えがないことと主な筋肉が広範囲に動くことが相まってしわが目立つ。口唇の主たる筋肉は口輪筋である。口輪筋の筋線維は環状であり，口の括約筋機能を担っている。

2 治療目的

上口唇・下口唇の縦に走るしわを防ぐか，軽減することである。

3 患者選択と評価

上口唇を治療すると必然的に何らかの機能障害を来たすことになる。そのためボツリヌストキシンA治療の経験則に従って治療するのがよい。将来上口唇の縦じわを避けたいと願う若い女性は，この治療のよい適応となる。

口輪筋はさまざまなことに関与するので，治療を開始する前に念入りな病歴をとることが望ましい。たとえば，フルートを演奏する患者は一般的に治療すべきではない。

4 テクニック

この部位の治療は非常に痛いと考えている患者が多いので，治療前に上口唇を冷やしておいた方がよい。基本的に2種類のテクニックがあるが，これらは併用可能である。人中（口唇中央部分）に集中した注射ポイント（図5.68）か，もしくは口唇赤唇縁に沿ったポイント（図5.69）となる。

1）テクニック1

人中部分を治療すると縦じわが改善するだけでなく，人中も平坦になる。そのため完全な口唇としてのランドマークが目立たなくなってしまう（図5.70）。

2）テクニック2

人中を治療しないで赤唇部に隣接した部分を治療した場合（図5.71）には，上口唇が全体に唇を突き出したような形になることがあり，この場合には治療後，上口唇に横じわができることがある。

口唇の機能を障害しないためには，投与量をごく少量にすべきである。なお，この部位では軽度の非対称が見られることがよくある。

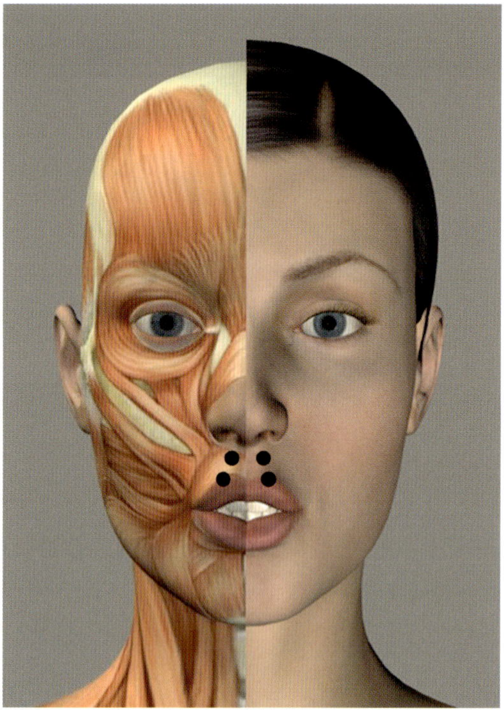

図 5.68 テクニック 1：人中をターゲットとした注射ポイント

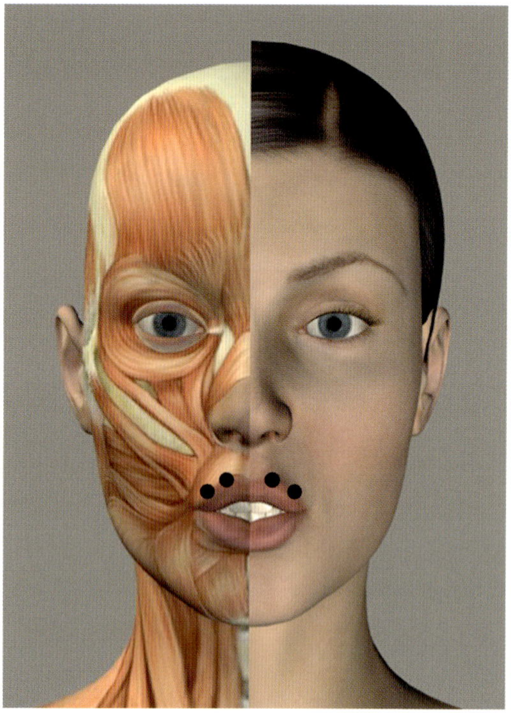

図 5.69 テクニック 2：赤唇縁に沿った注射ポイント

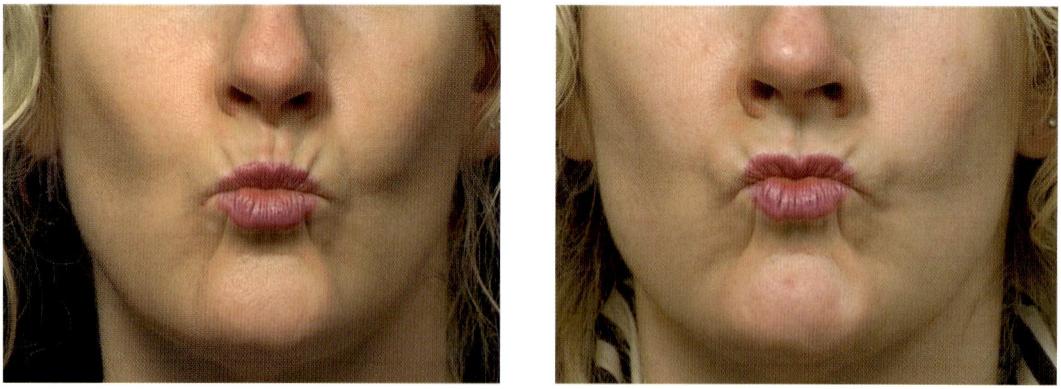

図 5.70 筋肉の動きが過剰な女性。治療前の状態と，人中へのボツリヌストキシン A の治療後 2 週の状態。

表 5.11 口唇のしわの原因となる筋

筋肉	作用	協調筋	拮抗筋
口輪筋	深部の線維：直接口唇を閉じる 表層のX型に交差している線維：口唇を突き出す	上唇切歯筋*，下唇切歯筋* おとがい筋	5 つの上唇挙筋， 口角下制筋， 下唇下制筋， 頬筋

*訳者注　上唇切歯筋：鼻筋の起始部に存在　下唇切歯筋：頬筋の起始部に存在

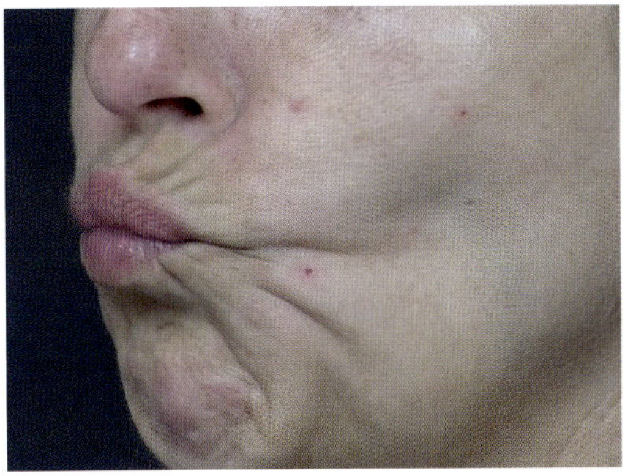
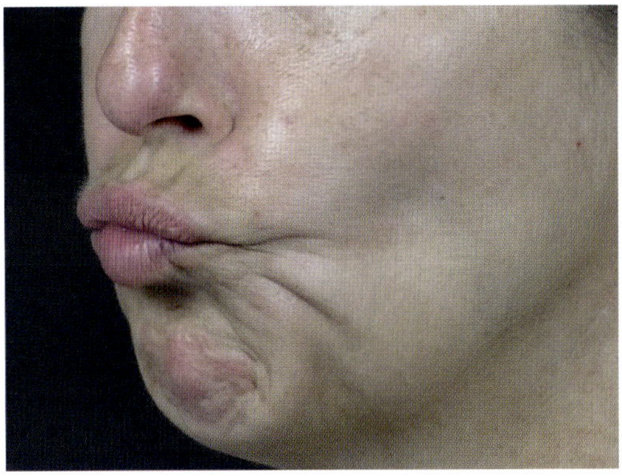

図 5.71 筋肉の動きが過剰な女性。治療前の状態と，上口唇，下口唇への治療後 2 週の状態。

上口唇のしわの治療

● テクニック 1・注射ポイント（図 5.68）	人中に 2 または 4 カ所（上方に 2 カ所，下方に 2 カ所） 注射によって口唇の中央部分が平坦になる	
● テクニック 2・注射ポイント（図 5.69）	赤唇縁に沿った 2 または 4 カ所 注射によって赤唇部全体が増大し，その結果，唇がふっくらする	
● 投与量（片側，初回の量）	ボトックス®	1〜2.5 単位
	ディスポート®	2〜6 単位

5　合併症

機能障害

投与量が多すぎると口唇の機能障害を来たし，飲食や会話に深刻な影響を及ぼすことになりかねない。患者はストローでカクテルを少しずつ飲むことができなかったり，言葉によっては発音しにくくなることがある。

〈参考文献〉

Salasche S, Bernstein G (1988) Senkarik M: Surgical anatomy of the skin. Appleton and Lange, East Norwalk, CT

Tips and Tricks

■ 上口唇・下口唇はボツリヌストキシン A と注入用フィラーのコンビネーション治療に非常に適した部位である。筋肉の力が弱くなると表情じわは少なくなる。しかしまた，口唇の形が変わることにもなる。人中に注射すると人中が目立たなくなるが，これは吸収性のフィラーで再建できる。そのため，コンビネーション治療によって以下のようなことが可能である。

①ボツリヌストキシン A で表情じわの改善

②注入用フィラーでボリュームと口唇のランドマークの再建

11. マリオネットライン

Berthold Rzany

はじめに

マリオネットラインは顔の全体的な印象に大きく影響する。マリオネットラインが深いと顔全体が不快で不機嫌な表情，または横柄な感じに見えることさえある。マリオネットラインに対する治療では，フィラー同様，ボツリヌストキシンが大変有効である。

1 解 剖

口唇周囲の筋はいくつかの層を形成している。下口唇とおとがいでは3つの筋がたがいに瓦のように重なって構成されている。筋が収縮すると，気難しい印象や悲しい表情を呈することになる。表層部分を形成するのは口角下制筋である。この三角形の筋肉は下顎基部から起こり，外側，上方へと続く。口角の筋線維に付着し，そこでは口角挙筋や大頬骨筋などの口唇の挙上筋と組み合わさっている。口角下制筋は広頸筋と一緒に口角を下方に引く。この動きによって口角から下行するしわが見えるようになり，不機嫌や横柄な印象を与える表情となる。

2 治療目的

口角下制筋と広頸筋の筋線維の力を弱めて，筋肉を緩めている時に口角が挙上するようにすることである。

3 患者選択と評価

筋肉の動きのよい患者と動きが過剰な状態の患者がベストである（図 5.72，5.73）。マリオネットラインが主にSMASの下垂による場合には，ボツリヌストキシンAによる治療はあまり適さず，フィラーが第1選択となる。

4 テクニック

患者にしかめ面をしてもらうと，プラティスマバンドと同様に口角下制筋が容易に触知できる。いくつかの治療法があるが，通常，1点は口角下制筋をターゲットとし，他の1点は口輪筋の外側部分に付着しているプラティスマバンドをターゲットとする（図 5.74）。口輪筋部分への治療ミス副作用を避けるために，患者の口角部から少なくとも1cmは離す。

5 合併症

投与量が多すぎたり口角部に近すぎたりすると，たとえばよだれが垂れるように食べたり飲んだりしずらくなる。また，非対称にもなる。

表 5.12 口角下制筋の特徴

筋肉	作用	協調筋	拮抗筋
口角下制筋	口角筋軸と口角部を下げる （たとえば口角部を下に引き下げる）	広頸筋口角筋軸部， 下唇下制筋	口角挙筋，大頬骨筋

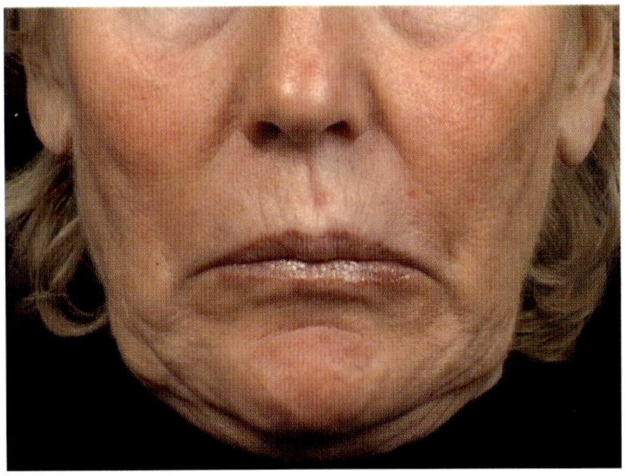

（a）治療前のしかめ面をした状態

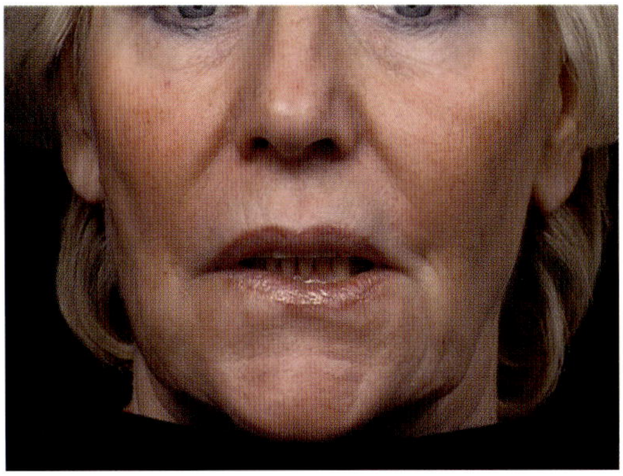

（b）治療後 2 週のしかめ面をした状態

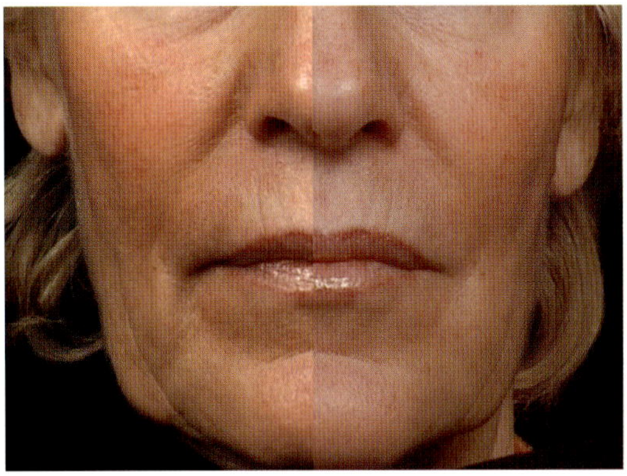

（c）治療前と治療後 2 週の状態の分割写真

図 5.72 皮膚の張りがなくなった 50 歳代の女性

マリオネットラインの治療

● 注射ポイント

口角下制筋をターゲットとして片側で 1 カ所

・注射ポイントは，口角部から少なくとも 1㎝は離すべきである。筋肉は収縮すると触れることができる。通常，ポイントは鼻唇溝の延長上にある（図 5.74）。

・他の注射ポイントは，プラティスマバンドをターゲットとするため，下顎のエリア内でさらに外側に置くべきである。

● 投与量（1 カ所につき）

ボトックス®	最大 5 単位
ディスポート®	最大 10 単位

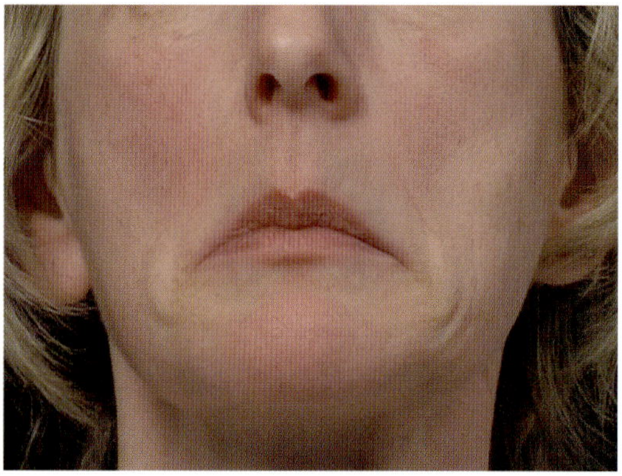

(a) 治療前のしかめ面をした状態

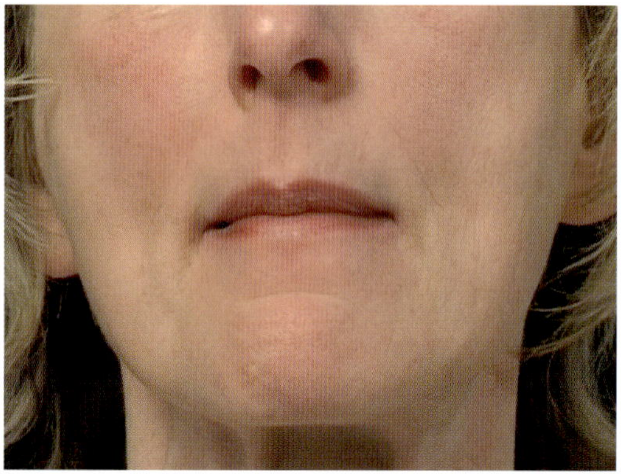

(b) 治療後 2 週のしかめ面をした状態

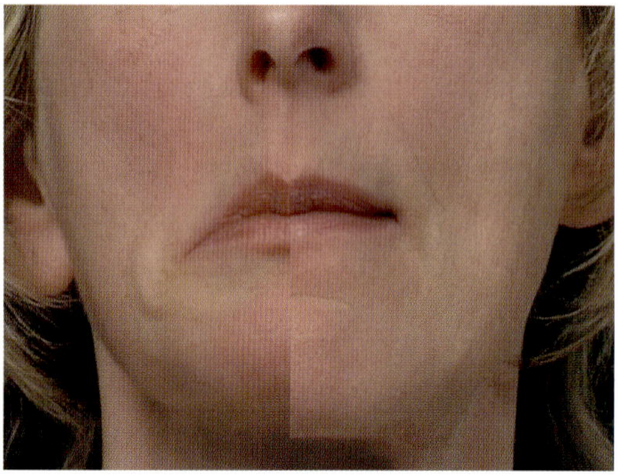

(c) 治療前と治療後 2 週のしかめ面をした状態の分割写真

図 5.73 40 歳代女性

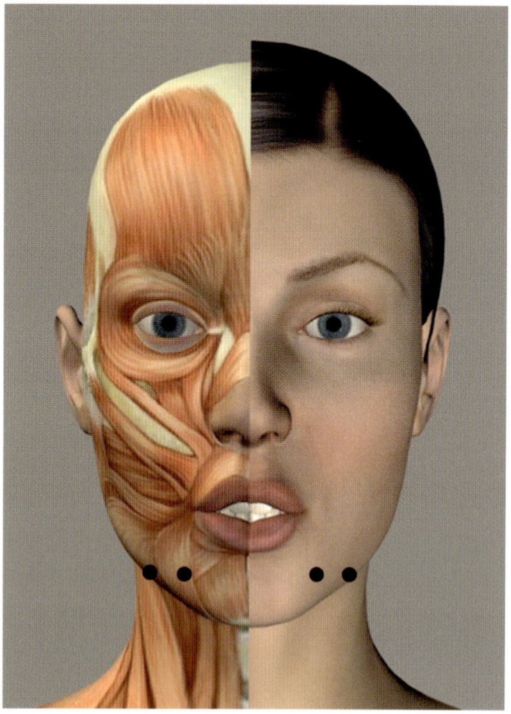

図 5.74 マリオネットラインの注射ポイント
口角下制筋と広頚筋の両方がターゲットとなる。

Tips and Tricks

- 上下口唇のように，マリオネットラインはボツリヌストキシン A とフィラーとのコンビネーション治療に最適の部位である。筋肉の力が弱まると口角部が上がり，マリオネットラインも浅くなる。さらにマリオネットラインを浅くするためにフィラー（できれば吸収性のものが望ましい）が使用される。

12. 敷石状おとがい（Cobblestone chin）

Berthold Rzany

はじめに

敷石状おとがい，またはくぼみのあるおとがいは，一部の線維がこの部位の真皮に付着するおとがい筋の収縮による。おとがい筋は下口唇を下に引っ張るようにすることによって収縮させることができる。ボツリヌストキシンAを注射すると，おとがいはなめらかとなる。

1 解 剖

おとがい筋は口唇周囲の垂直に走る筋群の一部であり，おとがいの最も内側で最深部にある筋肉である。下顎切歯から起こり，横切っておとがいの真皮に付着する。両側から互いに縦横に交差するが，これが収縮するとおとがいは敷石のようなパターンを呈する。また，下口唇を前に突き出すと，おとがい唇溝は深くなる。

2 治療目的

おとがいの敷石状パターンを改善することである。

3 患者選択と評価

敷石状パターンの治療だけを希望する患者は少ない。患者が下顔面の若返りを希望した場合，治療の満足度をより高めるために，おとがい筋の治療も合わせて行うことが多い（図 5.75）。

4 テクニック

注射はおとがいから0.5〜1cm上で，1カ所でもよいし，左右1カ所ずつの2カ所でもよい（図 5.76）。注射は下口唇から1cm以上近づけてはいけない。おとがい筋はかなり深い所に位置しているが，浅い注射で十分満足できる結果が得られる。

表 5.13 敷石状おとがいを形成する筋

筋肉	作用	協調筋	拮抗筋
おとがい筋	おとがい組織を挙上， （敷石状パターンを形成） おとがい唇溝と下口唇基部を挙上	口角挙筋，大頬骨筋	下唇下制筋，口角下制筋

敷石状おとがいの治療

- 注射ポイント　1〜2カ所。ただし，おとがいから約0.5〜1cm上
- 投与量　ボトックス® 計4〜8単位
  ディスポート® 計10〜20単位

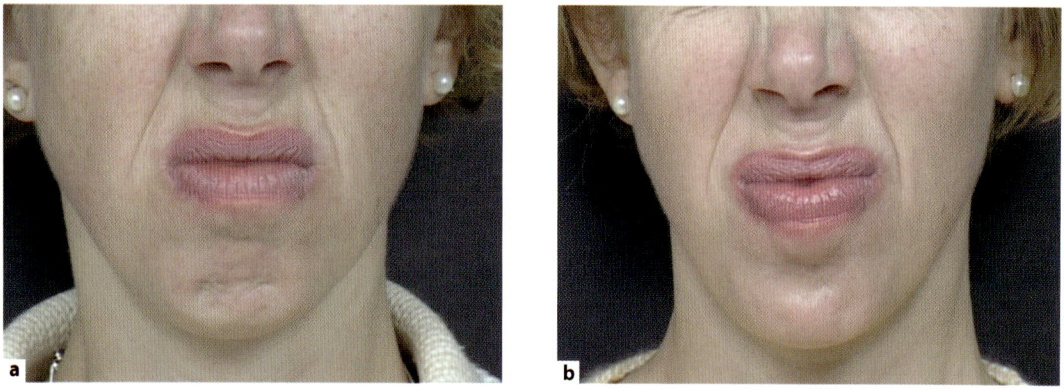

図 5.75 筋肉の動きが過剰で敷石状おとがいのある 40 歳代の女性。治療前と治療後 2 週の状態。

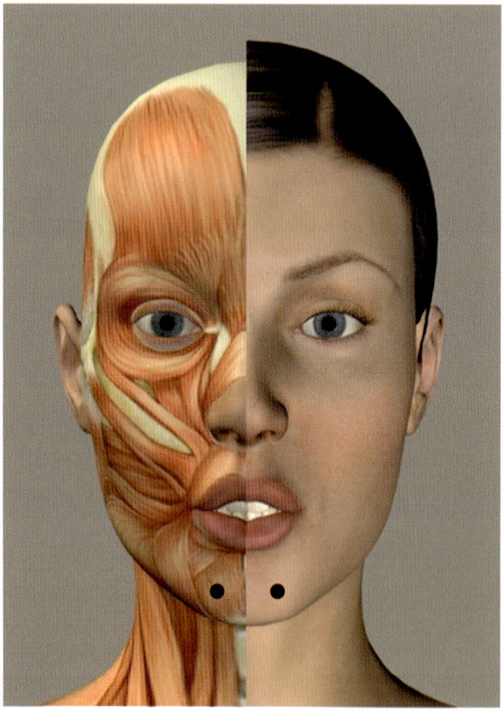

図 5.76 敷石状おとがいの注射ポイント

5 合併症

下口唇から十分な距離を保っていれば，血腫以外の合併症は見られない。注射ポイントが下口唇にあまり近すぎると口唇下制筋に影響し，下口唇の下垂などの機能障害を来たすことになる。

Tips and Tricks

- おとがい筋はかなり深いところにあるが，浅い注射で十分満足な結果が得られる。

13. プラティスマバンド（platysmal bands）

Berthold Rzany

はじめに

痩せていて，筋肉の動きがよい患者や動きが過剰な患者では，会話している時のように広頸以外の表情筋を動かしていると，プラティスマバンドが見えてくる。歳をとると目立つようになり，いわゆるターキーネックを形成するようになる。

1 解 剖

表情筋のなかでも広頸筋は最も大きい。下顎縁から起こり，下顎角までおとがいを覆う。この筋の外側線維は下顎角の上を頬部下方に伸び，口角部にも拡がっていく。口角部では他の口角筋軸の筋と絡み合う。広頸筋の尾側部分は薄いシート状の筋として鎖骨方向に向かい，第 2 肋骨付近で胸筋筋膜に付着する。広頸筋は通常は喉頭軟骨がある内側の領域は覆わない。

広頸筋は頸部の浅筋膜を覆い，皮膚と密に結合する。下顎と口角を引き，頸部の皮膚を拡げ，縦方向に皮膚を伸ばす。胸部上方で広頸筋が収縮すると斜走するしわ，デコルテが生じる。

広頸筋を治療する時には，舌骨上筋，舌骨下筋や喉頭筋群との密接な関係を考慮する。斜走する胸鎖乳突筋は別として，喉頭の筋肉から広頸筋を分けているのは頸部の筋膜だけである。

2 治療目的

広頸筋の収縮によってできる縦のバンドの改善である（図 5.77）。なお，プラティスマバンドが弱まると，頬外側のしわやマリオネットラインも改善する可能性がある。

3 患者選択

筋肉の動きのよい患者や動きの過剰な患者で，話している時にプラティスマバンドを活発に収縮させる患者がベストである。ボツリヌストキシン A は頸部の横のしわには使用しないこと。頸部の横のしわには吸収性のフィラーと ablativena な治療との併用など他の方法が効果的である。

4 テクニック

患者を坐位にする。プラティスマバンドを活発に収縮させるにはこれがベストなポジションである。収縮したプラティスマバンドに沿って治療する。ボツリヌストキシン A を 1~2cm 間隔で注射する。収縮した筋肉に非常に浅く（皮内に）注射

表 5.14 プラティスマバンドを形成する筋

筋肉	作用	協調筋	拮抗筋
広頸筋	縦のバンドを形成 前方部の線維：下顎を下げる 中間部の線維：下口唇を下げる（口唇部） 後方部の線維：頬角を下げる（口角筋軸部）	口角下制筋	口角挙筋

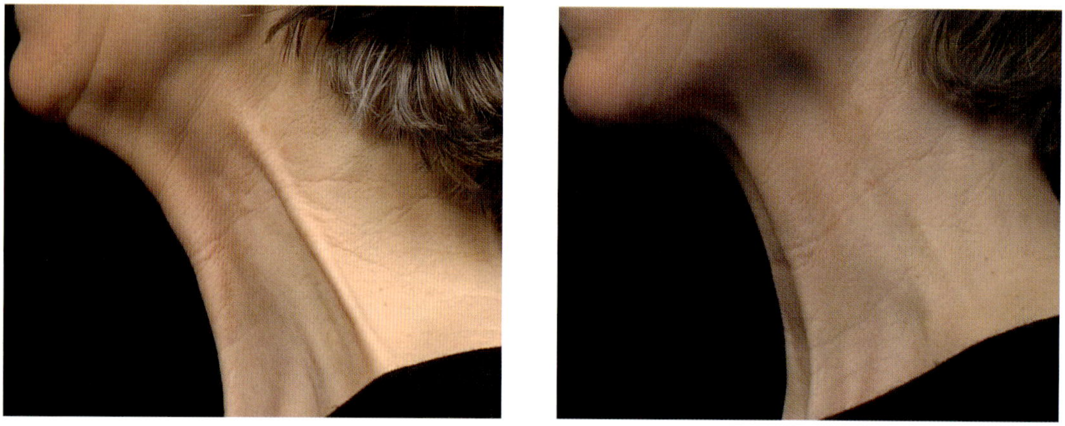

図 5.77 注射前の収縮したプラティスマバンドと，注射後 2 週の収縮したプラティスマバンド。

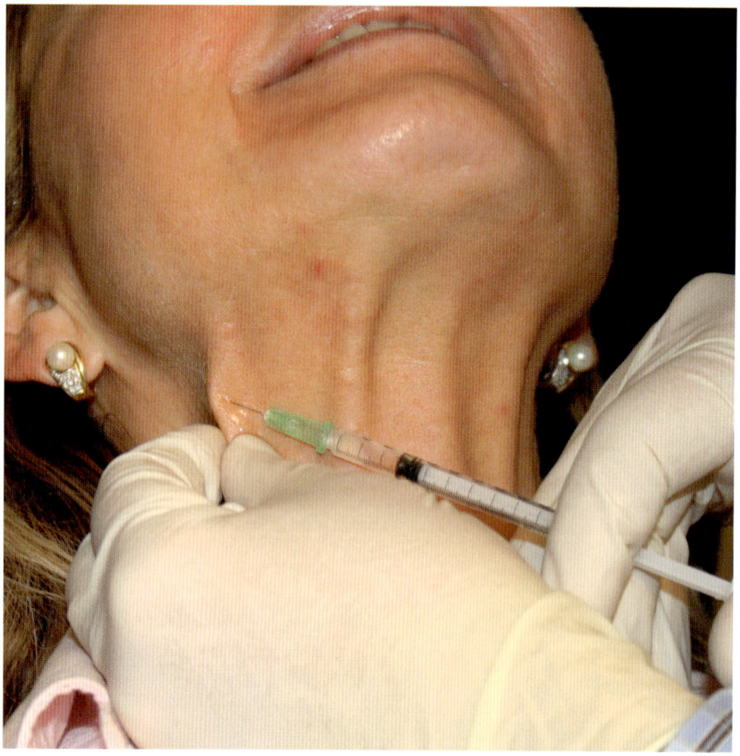

図 5.78 プラティスマバンドの注射：非常に浅い注射の後に生じる小さな丘疹に注意。

プラティスマバンドの治療

- 患者は坐位
- 患者にしかめ面*をさせてバンドを収縮させる
- 注射ポイント　　バンド 1 本につき 4〜8 カ所，互いに約 1cm離す（注射の数はバンドの長さによる。図 5.78）
- 注射テクニック　　収縮した筋肉のバンドの中で非常に浅く行う（皮内注射）
- 投与量（1 カ所につき）　　ボトックス® 2〜2.5 単位　　ディスポート® 5〜10 単位

*訳者注　しかめ面：患者に「イー」と言わせるとよい

する時は，注射していない方の手でバンドをつまむと治療しやすい（図 5.78）。ボツリヌストキシンA による治療後に嚥下障害や発声障害がまれに報告されているので，咽頭付近は避けるべきである。

5　合併症

紫斑になることがよくあるので，注射後に圧迫するとよい。ボツリヌストキシン A 投与後，まれに嚥下障害や発声障害が報告されている。

Tips and Tricks

- 頸部では治療前に EMLA クリーム（2.5% リドカインと 2.5% プリロカインの共融混合物）のような外用麻酔剤を使用すると，ボツリヌストキシン A 治療ができなくなる。これは麻酔剤が，注射時の疼痛を軽減するだけでなく，プラティスマバンドも収縮しなくなってしまうからであり，そうなるとどこを注射したらよいのかわからなくなってしまう。
- プラティスマバンドは 1 本ということが少ないので，治療が非常に高額になってしまうことがある。これはバンド 1 本について注射ポイントが 4〜6 カ所になるためである。不満を来たさないよう，あらかじめ患者にはこのことを十分説明し，同意を得ておく必要がある。

Chapter 6

テクニック：上級編 6

Mauricio de Maio, Berthold Rzany

以下の３章では，上級者用の適応とテクニックについて述べる。一部はすでに論じられているが，以下の章ではまた異なった観点から述べてみたい。

1. 顔面非対称

Maurio de Maio

はじめに

顔面神経麻痺は美容的，機能的な変化のきっかけになり，肉体的にも精神的にも影響を及ぼす。筋肉を緩めた時や収縮させた時に見られるアンバランスは感情表現に著しく影響することになる。この身体的状況によって，情緒面だけでなく患者自身のイメージも非常に悪くなる。

微笑みは，喜び，友情，許容，当惑，幸福，歓喜，時に同意などの感情を表現することができる。われわれは微笑みを通してコミュニケーションする。微笑むことができないということは，社会環境の中で最も基本的なコミュニケーションツールがなくなってしまうということである。患側の顔面で表情筋が動かなくなった患者の顔面神経麻痺になっていない半側を分析してみると，筋肉を緩めたり収縮させたりしてさまざまなパターンが生み出され，表情の調和が図られていることがわかる。

顔面神経や表情筋，微笑みのタイプなどに関する知識を得ることは，これらの非常に難しい患者の治療に有益である。そうして得られた知識によって美容の患者を治療すれば，すぐれた結果と，同時に患者の信頼も得ることができる。

前額部の非対称は容易に治療でき，その治療は他章で述べた美容的なテクニックと非常によく似ている。他の部位の非対称の治療にはさらなる解剖学的な知識を必要とする。

1 解 剖

顔面神経（第７脳神経）は表情筋を刺激して，顔面の構造に影響を及ぼす協調筋や拮抗筋のバランスをとる。またさらに，筋肉を緩めた状態にある時の筋の緊張状態を保ち，左右それぞれの顔面の筋肉の随意的，不随意的な収縮をつかさどる。

顔面神経は茎乳突孔で頭蓋底に出て，多くの分枝を出す。第１の枝は後耳介枝で，第２の枝は側頭−顔面枝であり，側頭枝，頬骨枝，頬筋枝に分かれる。さらに第３の枝は頸部−顔面枝で，下顎縁枝，頸枝に分かれていく（表 6.1）。

表情筋のうちで最も複雑なグループは口唇と頬の運動をコントロールするグループである。頬周辺に非対称のある患者に注射する時は，個々の筋肉の作用や原因となる協調筋と拮抗筋を知るこ

表 6.1　特定の顔面の領域とそれに対応する眼面神経の分枝

領域	顔面神経
前額部	側頭枝
眼窩部	頬骨枝
上口唇	頬筋枝
下口唇	下顎縁枝
頸部	頸枝

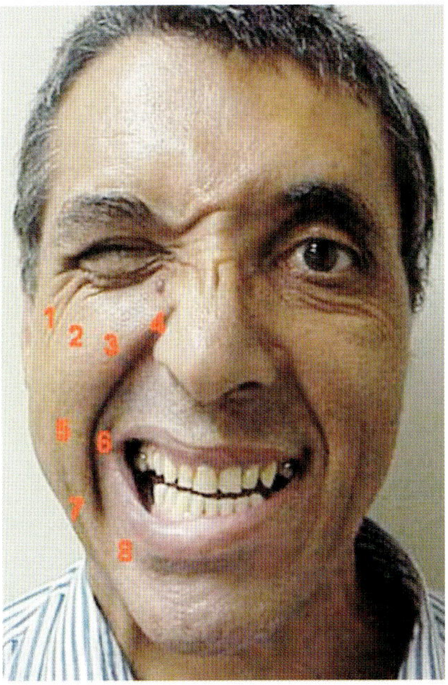

1. 大頬骨筋（M. zygomatic major）
2. 小頬骨筋（M. zygomatic minor）
3. 上唇挙筋（M. levator labii superioris）
4. 上唇鼻翼挙筋（M. levator alaeque nasi labii superioris）
5. 笑筋（M. risorius）
6. 口角筋軸領域（Modiolus area）
7. 口角下制筋（M. depressor anguli oris）
8. 下唇下制筋（M. depressor labii inferioris）

図 6.1 高度な顔面非対称を来たす筋肉

とが非常に重要である。これらの筋肉の相互作用によってほぼ無限の顔の動きや個々の表現が創造される（図 6.1）。微笑みは，それがどの筋肉でつくられるかによって，異なったパターンがある。微笑みは，大頬骨筋が優位な「モナリザの微笑み」，上唇挙筋が優位な「犬が牙をむいたような笑い方」，挙筋・下制筋がすべて関与する「総入れ歯のように歯茎をむき出しにした笑い方」などの3つのタイプに分類される。

ヒトの微笑みの形態は口唇に作用する力の動的な動きの結果であり，患者によって異なる。また微笑みは，「歯が見えない普通の微笑み」と「上顎と下顎の歯が露出した笑い方」にも分類される。前者では大頬骨筋が優位であり，後者では口唇の挙筋と下制筋がともに優位である。

上口唇には5つの挙筋があり，そのうちの上唇鼻翼挙筋，上唇挙筋，小頬骨筋の3つは上口唇により強く作用し，口角挙筋，大頬骨筋など他の2つの筋は口角に作用する（表 6.2）。

下口唇に作用する筋肉は1つの挙筋と3つの下制筋に分かれる。おとがい筋は挙筋であり，下制筋には下唇下制筋，口角下制筋，広頸筋がある（表 6.3）。

他にも口唇のバランスに影響を及ぼす筋肉には口輪筋，笑筋，頬筋がある（表 6.4）。

2 治療目的

顔面非対称に対する治療の目的は，顔面の歪みを修正してバランスのとれた顔貌にすることと，機能障害を来たさないようにしながら表情の歪みをコントロールすることである。

3 患者選択

顔面神経が損傷されると，さまざまな程度の変形が生じて，美容的にも機能的にも病的な状態となる。顔面神経麻痺のある側は，すべての患者に

表 6.2 口唇の挙筋：それらの作用，協調筋，拮抗筋

筋肉	作用	協調筋	拮抗筋
上唇鼻翼挙筋	内側部：鼻孔を開大 外側部：上口唇を挙上，外反	内側部：鼻孔開大筋 外側部：上唇挙筋，大・小頬骨筋，口角挙筋	口角下制筋，眼輪筋，口輪筋
上唇挙筋	上口唇を挙上，外反	上唇鼻翼挙筋外側部，口角挙筋，大・小頬骨筋	口角下制筋，眼輪筋，口輪筋
小頬骨筋	上口唇を挙上し，鼻唇溝中間部分を浅くするのを補助する	上唇鼻翼挙筋外側部，上唇挙筋，口角挙筋，大頬骨筋	口輪筋，口角下制筋
口角挙筋（犬歯筋）	口角を上げ，口角筋軸を固定する	他の 4 つの挙筋すべて	口角下制筋，広頸筋，口輪筋
大頬骨筋	口角筋軸と口角部を牽引し挙上する	他の 4 つの挙筋すべて	口輪筋，口角下制筋，広頸筋

注意：口角筋軸とは口唇の挙上筋と下制筋が組み合わさっている，口交連の外側部である。

表 6.3 下口唇に作用する筋

筋肉	作用	協調筋	拮抗筋
おとがい筋	おとがい組織、おとがい唇溝、下口唇基部を上げる	口角挙筋、大頬骨筋	下唇下制筋、口角下制筋
下唇下制筋	下口唇を外側に押し下げ、外転を補助する	広頸筋口唇部、口角下制筋	口輪筋
口角下制筋	口角筋軸、口角を下に下げる	広頸筋口角筋軸部､下唇下制筋	口角挙筋、大頬骨筋
広頸筋	前方線維：下顎を下に下げるのを補助する 中間部線維：口唇部 下口唇を下げる 後方線維：口角筋軸部 口角結筋を下げる	口角下制筋	口角挙筋

表 6.4 口唇のバランスに影響する他の筋

筋肉	作用	協調筋	拮抗筋
口輪筋	深部線維：口唇を閉じる 表層の交叉している線維：口唇を突き出す	上唇切歯筋と下唇切歯筋* おとがい筋	5 つの上口唇挙筋、口角下制筋、下唇下制筋、頬筋
頬筋	歯に抗して頬を引き締める 口角を外側に引く	笑筋	口輪筋
笑筋	口角を牽引	大頬骨筋 頬筋	口輪筋

*これらの筋肉は口唇を突き出す際に口輪筋の作用をアシストする。

共通した特徴がある。真皮に対する筋肉の牽引力がないため，皮膚表面にはしわが少ない。鼻唇溝は目立たなくなり，口角部も眉毛もともに下垂する。顔面神経麻痺の範囲，起きた時期などによって美容的に障害される部位は広範囲であったり小範囲であったりする（図 6.2）。

健側もしくは顔面神経麻痺に侵されている側と反対の側では，麻痺側に筋のトーヌスがないた

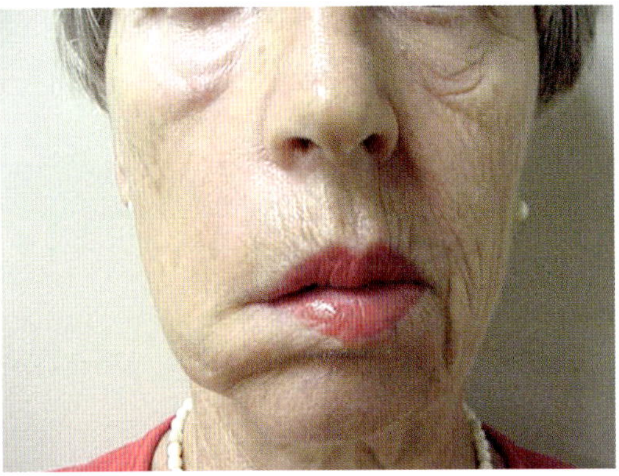

図 6.2　皮膚のしわの違いに注目。筋肉の動きが過剰な側（左）では筋肉の過剰な動きによってはっきりした多数のしわが生じている。麻痺側（右）では筋肉が動かない結果，皮膚は若々しく見える。

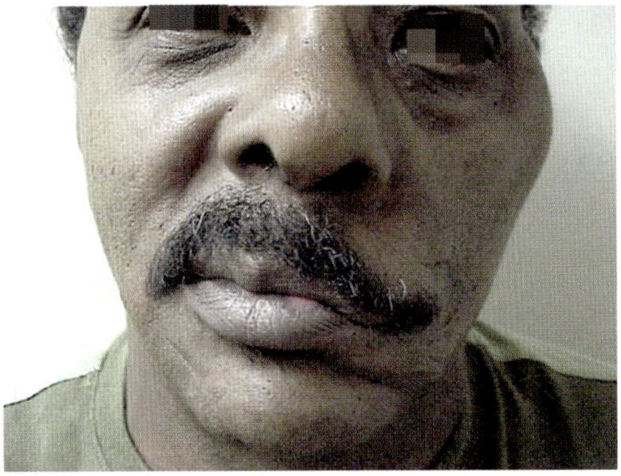

図 6.3　筋肉が過緊張状態の側（右）では，筋肉の過剰収縮によって顔面の偏位と短縮が見られる。この短縮は長期間左側の筋肉の拮抗作用がないことによるものである。麻痺が長くなればなるほど反対側の筋肉の過剰収縮はさらに強くなる。

め，筋は過剰に反応する。このようにベクトルの力がアンバランスになることによって顔面の偏位が生じる。経過の短い麻痺では表情による歪みははっきりしない。経過が長くなると，筋肉を緩めた時に口唇，鼻，眼瞼周囲が偏位して顔面が短縮することになる（図 6.3）。このように筋肉の動きが過剰になっているか，過緊張状態になっている側に対してはボツリヌストキシンが非常に有効である。

4　テクニック

顔面の調和のとれたバランスを得るには，筋肉の動きが過剰な側の主要な筋肉をすべて治療する必要がある（図 6.4）。ボツリヌストキシンは 30 ゲージの針で筋肉内に注射して投与する。患者は仰臥位で，針は皮膚に対して 45° の角度で刺入する。骨膜には接しない方がよい。

ボツリヌストキシンは上下口唇に作用する筋肉の調和がとれるように，口唇周囲の筋肉に分布させる（表 6.5，図 6.5，6.6）。投与量は筋肉の収縮のタイプによって変わることがあるが，これは重要なことである。初めは半分の投与量でスタートし，筋肉の反応によって 15 日後に追加投与するようにするとよい。

5　結　果

ボツリヌストキシンの注射後，筋肉の過剰運動が弱まると，筋肉を緩めた時の状態も収縮させた時の状態もともに改善しているのがわかる。筋肉が緩んだ時の状態を診ると，良好な対称性が得られ，顔面の偏位と回転もよく修正されているのが普通である（図 6.7）。表情を動かしている時を診ると，筋肉の過剰な動きが弱まることによって筋肉の過度の可動性がコントロールされ，過剰な口唇の歪みや歯の露出も修正される（図 6.8）。

6　合併症

ボツリヌストキシン使用に伴う副作用は，一般に薬剤の投与量が多いことに関連している。ボツリヌストキシン注射後は，表情筋の動きが急激に

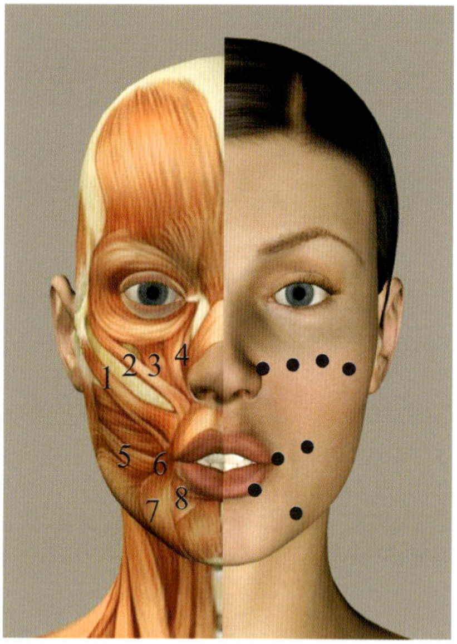

1. 大頬骨筋（M. zygomatic major）
2. 小頬骨筋（M. zygomatic minor）
3. 上唇挙筋（M. levator labii superioris）
4. 上唇鼻翼挙筋（M. levator alaeque nasi labii superioris）
5. 笑筋（M. risorius）
6. 口角筋軸領域（Modiolus area）
7. 口角下制筋（M. depressor anguli oris）
8. 下唇下制筋（M. depressor labii inferioris）

図 6.4 顔面非対称に対する注射ポイント

表 6.5 推奨される注射ポイントと投与量

部位	ボトックス®投与量の範囲	ディスポート®投与量の範囲
大頬骨筋起始部	3～4U	9～12U
小頬骨筋起始部	1～2U	2～6U
上唇鼻翼挙筋	1～2U	2～6U
上唇挙筋眼窩縁部	1～2U	2～6U
口角筋軸 （口角から 0.5cm の距離）	3～4U	9～12U
笑筋 （口角から 2cm）	3～4U	9～12U
下唇下制筋 （口角から 0.5cm）	3～4U	9～12U
下唇下制筋 （白線移行部から 1cm の距離）	3～4U	9～12U

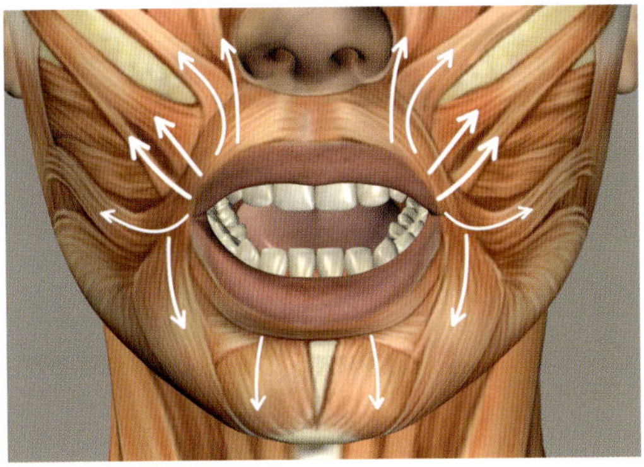

図 6.5 口唇周囲の領域に作用する力のベクトルのシェーマ

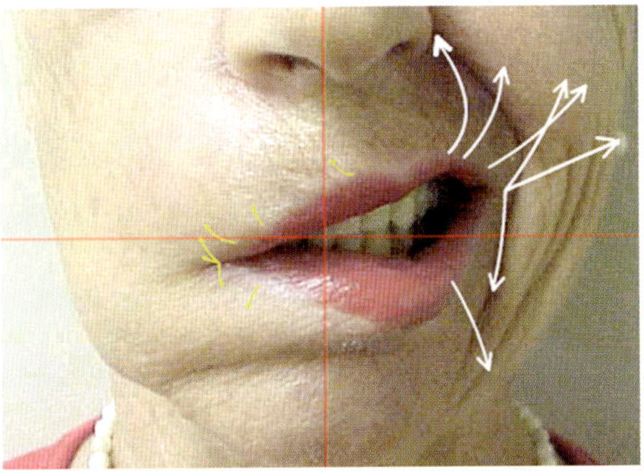

図 6.6 顔面神経麻痺に侵された側と，筋肉が過剰に動く側に作用するベクトルのシェーマ。直線的なベクトルと曲線的なベクトルの両方があることに注意。これは口唇周囲が筋肉の過剰運動によって牽引されたり回転したりすることを表している。

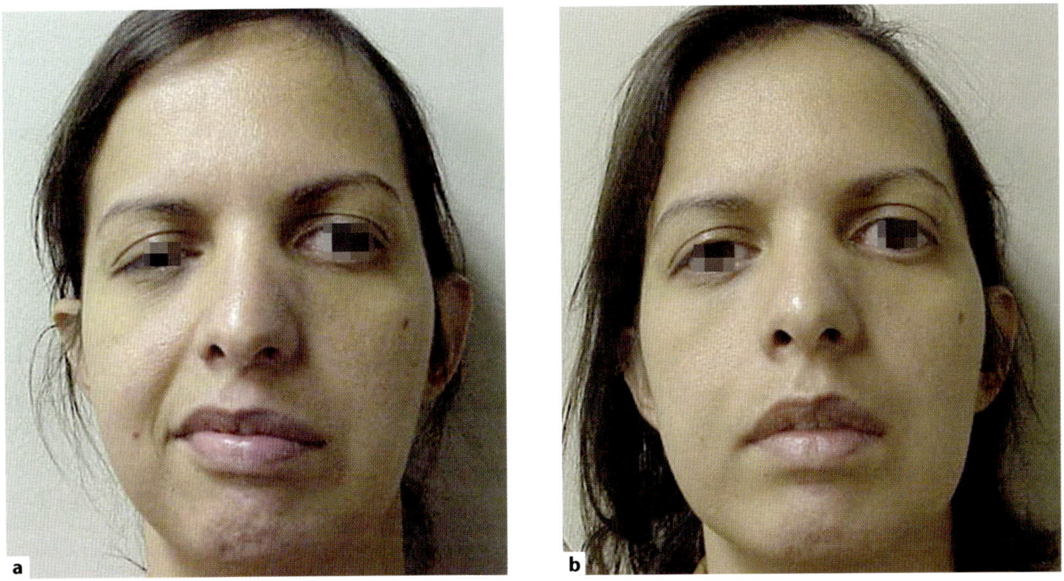

図 6.7 (a) 筋肉を緩めた治療前の状態。患者の右側では，深い鼻唇溝，鼻翼や口唇の偏位など，よくあるように筋肉が過剰に動く反応が見られている。(b) 治療後では，筋肉を緩めた状態での顔面のバランスが得られている。患者は社会生活に復帰し，自尊心も改善したと報告している。

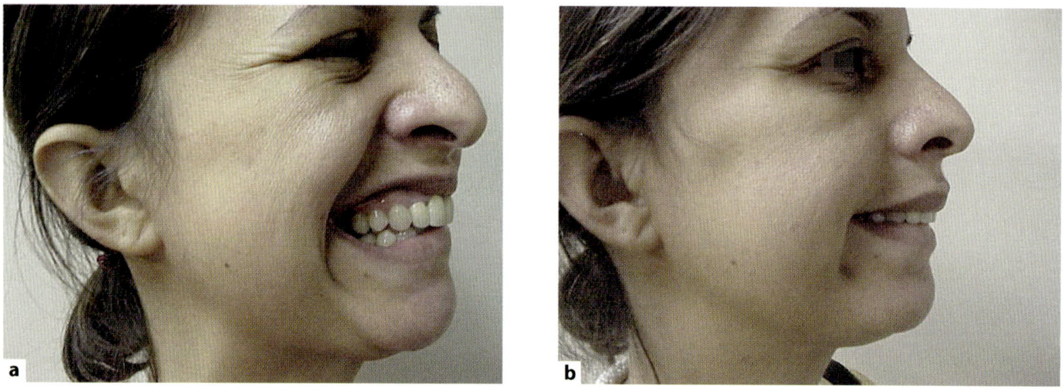

図 6.8 表情を動かすと微笑みがゆがむので，患者の歯が見え過ぎてしまう。治療後は，筋肉の動きが過剰な側に作用するすべての筋肉のバランスがよくなり，その結果微笑みも改善している。

変化するので患者もそれに合せて学習し，適応していく必要がある。美容的な外観はよくなっても，これらの変化によって機能的には悪化する。通常，話すこと，噛むこと，吸うことはやや困難となる。投与量が多かったり，間違った部位に注射されると液体や固体が摂取しにくくなる。

7 結 論

顔面神経麻痺がある患者の治療においては，ボツリヌストキシンはそれ自体一つの治療ともなるし，また術前のテストや術後治療の結果を予測する方法ともなる得る。ボツリヌストキシンによって顔面の歪みや回転が改善し，美容的な後遺症を最小限に抑えることができる。最も重要な特徴は小児や若者に使用できそうなことである。筋肉や骨が発育中である彼らの年代には治療上大いにメリットがある。

Tips and Tricks

- 顔面非対称に対しては筋肉のベクトルに焦点を合わせて治療し，ボツリヌストキシンを均等に分布させるようにする。1つの筋肉を単独にブロックすると他の筋肉がアンバランスになってしまう可能性があることを忘れないこと。

顔面非対称の治療を開始する時には，一度に治療しようとしないことである。合併症を最小限にするためにも投与量を少なくして，少なくとも 2 段階で治療すべきである。

〈参考文献〉

Adant, JP (1998) Endoscopically assisted suspension in facial palsy. Plast Reconstr Surg 102 : 178

Arden RL, Sunhat PK (1998) Vertical suture placation of the orbicularis oris muscle : a simple procedure for the correction of unilateral marginal mandibular nerve paralysis. Facial Plast Surg 14 : 173

Armstrong MW et al. (1996) Treatment of facial synkinesis and facial asymmetry with Botulinum toxin type A following facial nerve palsy. Clin Otolaryngol 21 : 15

Aviv JE, Urken ML (1992) Management of the paralyzed face with microneurovascular free muscle transfer. Arch Otolaryngol Head Neck Surg 118 : 909

Badarny S et al. (1998) Botulinum toxin injection effective for post-peripheral facial nerve palsy synkinesis. Harefuah 135 : 106

Bento RF et al. (1994) Treatment comparison between dexamethasone and placebo for idiopathic palsy. Eur Arch Otolaryngol Dec : S535

Bernardes DFF et al. (2004) Functional profile in patients with facial paralysis treated in a myofunctional approach. Pro Fono 16 : 151

Bikhazi NB, Maas CS (1997) Refinement in the rehabilitation of the paralyzed face using Botulinum toxin. Otolaryngol Head Neck Surg 117 : 303

Bleicher JN et al. (1996) A survey of facial paralysis : etiology and incidence. Ear Nose Throat J 75 : 355-358

Boerner M, Seiff S (1994) Etiology and management of facial palsy. Curr Opin Ophthalmol 5 : 61

Boroojerdi B et al. (1998) Botulinum toxin treatment of synkinesia and hyperlacrimation after facial palsy. J Neurol Neurosurg Psychiatr 65 : 111

Brans, JW et al. (1996) Cornea protection in ptosis induced by Botulinum injection. Ned Tijdschr Geneeskd. 140 : 1031

Burres SA, Fisch U (1986) The comparison of facial grading systems. Arch. Otolaryngol. Head Neck Surg 112 : 755

Burres SA (1985) Facial biomechanics : The standards of normal. Laryngoscope 95 : 708

Burres SA (1986) Objective grading of facial paralysis. Ann Otol Rhinol Laryngol 95 : 238

Burres SA (1994) The qualification of synkinesis and facial paralysis. Eur Arch Otolaryngol Dec : S177

Carruthers A, Carruthers J (2001) Botulinum toxin type A : history and current cosmetic use in the upper face. Sem Cut Med Surg 20 : 71

Clark RP, Berris CE (1989) Botulinum toxin : a treatment for facial asymmetry caused by facial nerve paralysis. Plast Reconstr Surg 84 : 353

Dawidjan B (2001) Idiopathic facial paralysis : a review and case study. J Dent Hyg 75 : 316

Dobie RA, Fisch U (1986) Primary and revision surgery (selective neurectomy) for facial hyperkinesia. Arch Otorhinolaringol Head Neck Surg 112 : 154

Dodd SL et al. (1998) A comparison of the spread of three formulations of botulinum neurotoxin A as determined by effects on muscle function. Eur J Neurol 5 (2) : 181-6

Dressler D, Schonle PW (1991) Hyperkinesias after hypoglossofacial nerve anastomosis - treatment with Botulinum toxin. Eur Neurol 31 : 44

Faria JCM (2002) A critical study of the treatment of facial palsy through a gracilis transfer. Doctoral thesis, Medical College, University of the State of Sao Paolo.

Farkas LG (1997) Anthropometry of the head and face. Second edition. New York : Raven Press pp 545-57

Fine NA et al. (1995) Use of the innervated platysma flap in facial reanimation. Ann Plast Surg 34 : 326

Guereissi JO (1991) Selective myectomy for postparetic facial synkinesis. Plast Reconstr Surg 87 : 459

Harii K et al. (1998) One-stage transfer of the

latissiumus dorsi muscle for reanimation of a paralyzed face：a new alternative. Plast Reconstr Surg 102：941
Kermer C et. al. (2001) Muscle-nerve-muscle neurotization of the orbicularis oris muscle. J Craniomaxillofac Surg 29：302
Kozak J et al. (1997) Contemporary state of surgical treatment of facial nerve paresis. Preliminary experience with new procedures. Acta Chir Plast 39：125
Kukwa A et al. (1994) Reanimation of the face after facial nerve palsy resulting from resection of a cerebellopontine angle tumor. Br J Neurosurg 8：327
Kumar PA (1995) Cross-face reanimation of the paralysed face with a single stage microneurovascular gracilis transfer without nerve graft：a preliminary report. Br J Plast Surg 48：83
Labbe D (2002) Lengthening temporalis myoplasty. Rev Stomatol Chir Maxillofac 103：79
Laskawi R (1997) Combination of hypoglossal-facial nerve anastomosis and Botulinum toxin injections to optimize mimic rehabilitation after removal of acoustic neurinomas. Plast Reconstr Surg 99：1006
May M et al. (1989) Bell's palsy：management of sequelae using EMG rehabilitation, Botulinum toxin, and surgery. Am J Otol 10：220
Moser G, Oberascher G (1997) Reanimation of the paralyzed face with new gold weight implants and goretex soft-tissue patches. Eur Arch Otorhinolaryngol 1：S76
Muhlbauer W et al. (1995) Mimetic modulation for problem creases of the face. Aesthet. Plast. Surg. 19：183
Neuenschwander MC et al. (2000) Botulinum toxin in otolaryngology：a review of its actions and opportunity for use. Ear Nose Throat J 79：788
Riemann R et al. (1999) Successful treatment of crocodile tears by injection of Botulinum toxin into the lacrimal gland：a case report. Ophthalmology 106：2322
Rubin LR (1977) Anatomy of facial expression. In Rubin LR (Ed.) Reanimation of the paralysed face. New Approaches. St. Louis：Mosby pp 2-20
Sadiq SA, Downes RN (1998) A clinical algorithm for the management of facial nerve palsy from an oculoplastic perspective. Eye 12：219
Samii M, Matthies C (1994) Indication, technique and results of facial nerve reconstruction. Acta Neurochir 130：125
Shumrick KA, Pensak ML (2000) Early perioperative use of polytef suspension for the management of facial paralysis after extirpative skull base surgery. Arch Facial Plast Surg 2：243
Sulica L (2001) Botulinum toxin：basic science and clinical uses in otolaryngology. Laryngoscope 111：218
Terzis JK, Kalantarian B (2000) Microsurgical strategies in 74 patients for restoration of dynamic depressor muscle mechanism：a neglected target in facial reanimation. Plast Reconstr Surg 105：1917
Tulley P et. al. (2000) Paralysis of the marginal mandibular branch of the facial nerve：Treatment options. Br J Plast Surg 53：378
Ueda K et. al. (1999) Evaluation of muscle graft using facial nerve on the affected side as a motor source in the treatment of facial paralysis. Scand J Plast Reconstr Surg Hand Surg 33：47
Wong GB et. al. (1999) Endoscopically assisted facial suspension for the treatment of facial palsy. Plast Reconstr Surg 103：970

2. ボツリヌストキシンフェイスリフト

Maurio de Maio

―はじめに―

加齢現象は皮膚，筋肉，骨などにさまざまな変化を来たす。顔の脂肪組織が減少するとたるんだ顔つきになり，たるみは顔の組織を下方に引っ張る重力によってさらに悪化する。筋肉は顔の中の位置によって反応が異なる。若い時には挙上筋は下制筋より重要であり，下制筋は加齢が進むにつれて過剰に収縮するようになる。挙上筋は時が経つにつれてどんどん弱くなっていき，その結果，重力に拮抗して顔面の構造を上向きの位置に維持することを可能にしてきた力のベクトルが逆になってしまう（図 6.9）。下制筋は重力とともに顔面の構造を下方に引く傾向にある。

協調筋や拮抗筋としての筋肉の行動を理解すれば，「ボツリヌストキシン A リフティング」のような新しいテクニックの発展が可能になる。正しい筋肉群をブロックすれば，再び上向きの位置にベクトルを戻したフェイスリフト効果を得ることができる。

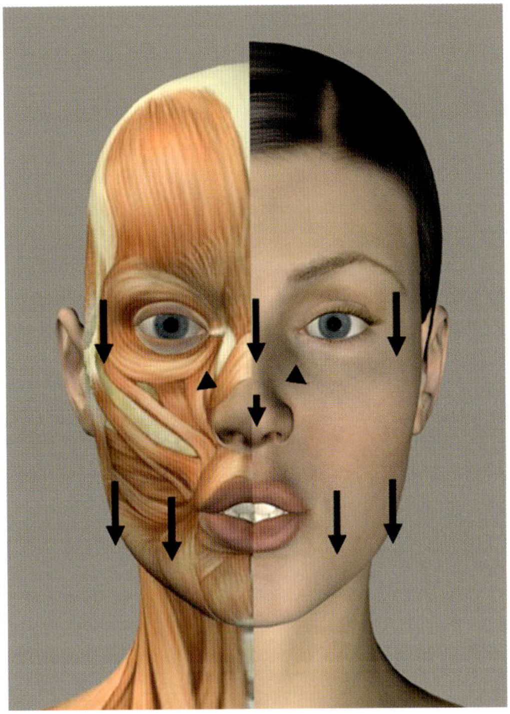

図 6.9 加齢の進行に伴って，ベクトルは重力の力とともに顔面の軟部組織を下方に引くように逆転する。

1 解剖：拮抗筋と協調筋について

表情筋が顔面でどのように作用するのかいうことを理解するためには，主動筋，拮抗筋，協調筋の定義を理解することが重要である。

主動筋とは運動を引き起こす原因となる主要な筋肉のことである。拮抗筋とは主動筋に拮抗して作用する筋肉と定義され，拮抗筋が収縮すると運動が妨げられたり逆転したりする。主動筋が収縮すると，拮抗筋はその運動をアシストするために緩む。強調されるべきは，この弛緩は主動筋の収縮と同様に重要なことであるということである。たとえば，前額部では眉毛挙上が唯一可能である。それは前頭筋が収縮し，かつ眉毛下制筋が緩むためである。眉毛を挙上させたい時は，皺眉筋，鼻根筋，眼輪筋の外側筋線維をブロックする。下制筋が部分的にブロックされた場合にはそれに応じて眉毛挙上も部分的なものになる。最大の下制筋をブロックすることができれば主要な眉毛挙上が起き，前頭筋もその主な力を保持できる。拮抗筋が緩むことができないと主動筋のトータルな作用を遂行することができなくなる。

拮抗筋はまた，主動筋の作用をアシストし調整する重要な働きがある。主動筋の作用が強ければ強いほど，また抵抗する力が強ければ強いほど，拮抗筋はさらに緩む。主動筋が明確な動きをすると，拮抗筋は弛緩するがすぐにその動きを安定化したり調整したりできるように備える。このように主動筋と拮抗筋は同時に作用する。これは，たとえば心配事や驚きを表現する時に皺眉筋と前頭筋が収縮するように，等尺性の収縮に見られる。

協調筋は他の筋肉による動きを確実なものにする筋肉であり，動きを固定する筋肉と定義される。協調筋はまた，主動筋の動きを正確にし疲労させないようにするという重要な働きがある。眉間では，眉毛内側の動きに対して鼻根筋は皺眉筋の協調筋として働く。

顔面を分割する分類にはさまざまなものがある。古典的な分類では顔面を上，中，下に三分割する。上1/3はヘアラインから眉毛まで，中1/3は眉毛から鼻基部まで，下1/3は鼻基部からおとがいまでである。広頸筋は下1/3，中1/3に影響する。

上1/3では挙上筋は前頭筋1つのみであり，内側筋線維は外側筋線維よりも強力である。対照的に眉毛を下げる傾向にある下制筋は3つか4つある。前頭筋内側筋線維の主な拮抗筋は皺眉筋，鼻根筋，眉毛下制筋である。眼輪筋も前頭筋内側筋線維と逆の動きをするが，このレベルで影響するのは眉毛下制筋である。目尻のしわを作る眼輪筋外側筋線維は眉毛外側を下げる傾向がある（表6.6，図6.10，6.11）。眉毛下制筋は眼輪筋が厚くなっているだけで独立した筋ではないという意見もあることに注意。

前述のように中1/3は眉毛から鼻基部の間である。ボツリヌストキシンAリフティングでは，挙上筋とは重力に抗して作用する能力として表現される。内側から外側にかけて，上唇鼻翼挙筋，上唇挙筋，小頬骨筋，大頬骨筋，さらに深い層に口角挙筋などがある。また，眼輪筋眼窩部の下方の筋線維が収縮すると頬の部分が挙上されることも重要なことである。中1/3の挙上筋の働き方は前頭筋の場合と同じである。すなわち，前頭筋内側筋線維がブロックされると，代償性にバランスをとるために外側筋線維がさらに眉毛を挙上する傾向がある。同じことが上口唇レベルの挙筋でも起こる。つまり上唇鼻翼挙筋や上唇挙筋が過剰にブロックされると，大頬骨筋が過剰に収縮し

表6.6 上1/3の拮抗筋と協調筋

機能	筋肉	作用	協調筋	拮抗筋
挙上筋	前頭筋	眉毛の挙上	後頭筋	鼻根筋，皺眉筋，眼輪筋，眉毛下制筋
下制筋	皺眉筋	眉毛を内下方に下げる	眼輪筋，鼻根筋，眉毛下制筋	前頭筋
	鼻根筋	眉毛内側面を下げる	皺眉筋，眼輪筋，眉毛下制筋	前頭筋
	眼輪筋	眼窩部：眉毛を下げる 眉毛を膨隆させる	皺眉筋，鼻根筋，眉毛下制筋	前頭筋
	眉毛下制筋	眉毛内側を下に下げる	皺眉筋，鼻根筋，眼輪筋	前頭筋

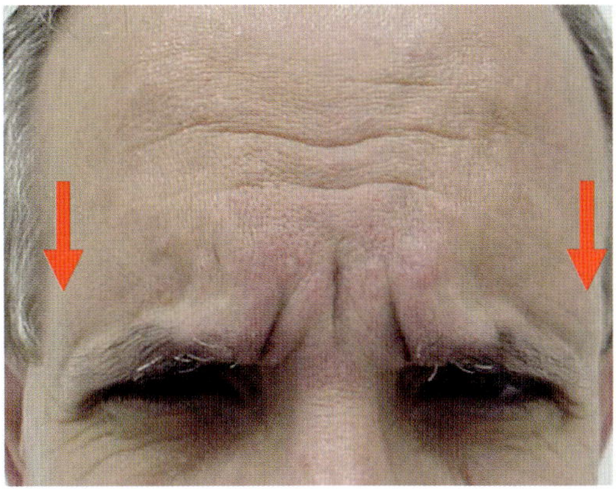

図 6.10 眉毛の下制筋の収縮によって前額部が下垂する。それによって徐々に老けた顔つきになる。若い患者では挙筋（前頭筋）の方が下制筋より強力である。

「ジョーカースマイル」になる。

下制筋は重力の力を補完する筋肉である。下制筋は顔面の構造が下垂するのを促進する。下制筋には下唇下制筋，口角下制筋（内側から外側，図 6.12），広頸筋の 3 つがある。このうち広頸筋は下制筋として最も重要である（図 6.13）。広頸筋の大部分の筋線維は頸部に存在するが，それは下唇下制筋や口角下制筋と混在している。笑筋は（口唇のレベルでは）単に広頸筋を厚くするだけとするの意見もある（表 6.7）。

2 治療目的

上顔面・中顔面・下顔面と頸部の下制筋を完全にブロックすること。また，内側の挙筋はうまい具合にブロックしても，外側の挙上筋はブロックしないようにすることである。下制筋がブロックされると，挙筋の筋力は時間とともに強くなってくる（図 6.14）。

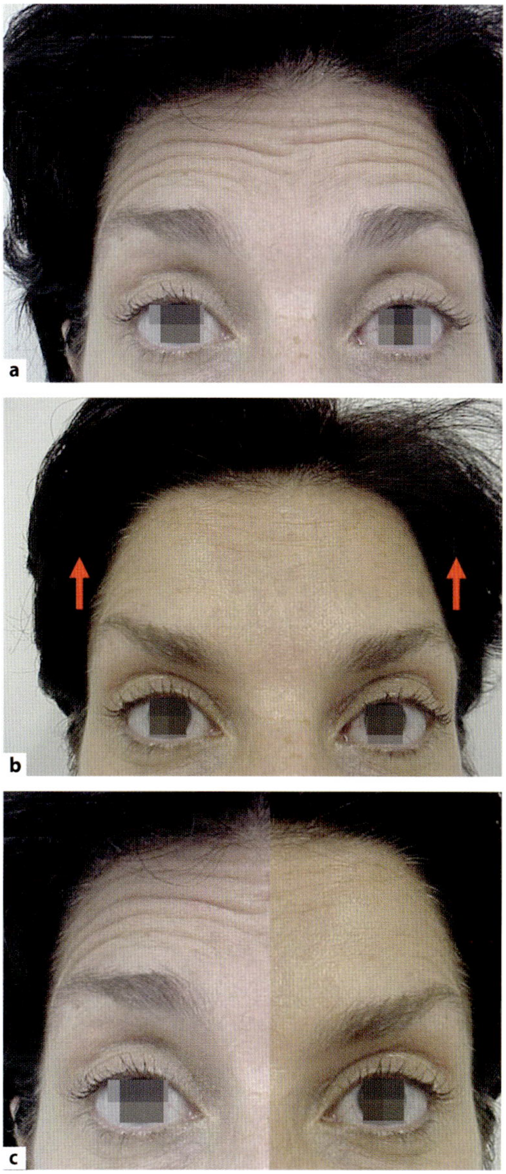

図 6.11 (a,b) ボツリヌストキシン A の使用によって前頭筋内側部分と下制筋が弱くなり，眉毛外側が上がり前額部の横じわもなくなる。(c) a,b の分割写真。前額部中央のボツリヌストキシン A 注射後の効果を示す。

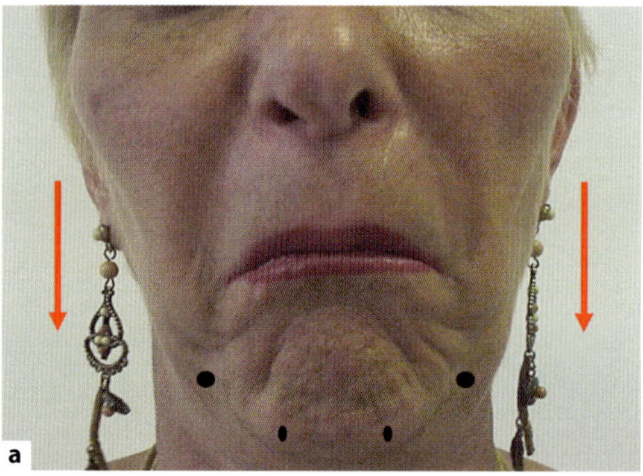

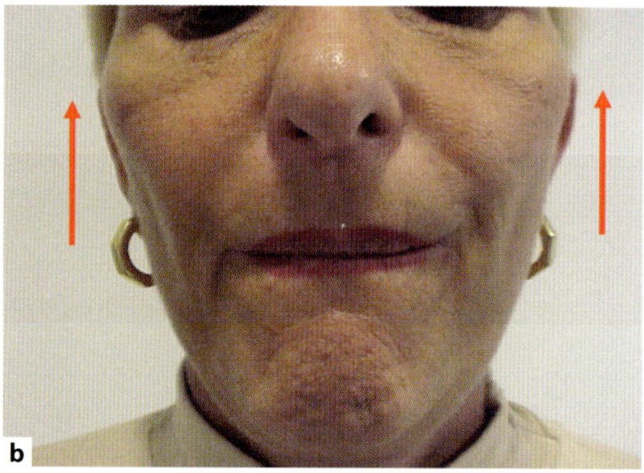

図 6.12 (a) 口角下制筋，下唇下制筋，おとがい筋の収縮によって中 1/3 が下がり，頬骨部分が平坦になる。(b) 口角下制筋とおとがい筋のブロックによる中 1/3 の治療後には頬骨部分の高まりと口唇交連が改善している。

表 6.7 中，下 1/3 の協調筋と拮抗筋

機能	筋肉	作用	協調筋	拮抗筋
挙上筋	上唇鼻翼挙筋	内側部：鼻孔開大 外側部：上口唇挙上，外転	内側部：鼻孔開大筋 外側部:上唇挙筋，大頬骨筋，小頬骨筋，口角挙筋	口角下制筋 口輪筋
	上唇挙筋	上口唇の挙上，外転	上唇鼻翼挙筋外側部分 口角挙筋，大・小頬骨筋	口角下制筋 口輪筋
	小頬骨筋	上口唇挙上 鼻唇溝中間部分を浅くするのを補助	上唇鼻翼挙筋外側部分 上唇挙筋，口角挙筋， 大頬骨筋	口輪筋 口角下制筋
	口角挙筋 (犬歯筋)	口角を上げる 口角筋軸を固定する	他の 4 つの挙筋すべて	口角下制筋，広頸筋， 口輪筋
	大頬骨筋	口角筋軸と口角を牽引し挙上する	他の 4 つの挙筋すべて	口輪筋，口角下制筋， 広頸筋
下制筋	下唇下制筋	下口唇を外側に下げる 外反の補助	広頸筋口唇部 口角下制筋	口輪筋
	口角下制筋	口角筋軸と口角を下げる	広頸筋口角筋軸部 下唇下制筋	口角挙上筋 大頬骨筋
	広頸筋	前方線維：下顎を下げるのを補助 中間部線維：口唇部（下口唇を下げる） 後方線維：口角筋軸部　口角結筋を下げる	口角下制筋	口角挙筋

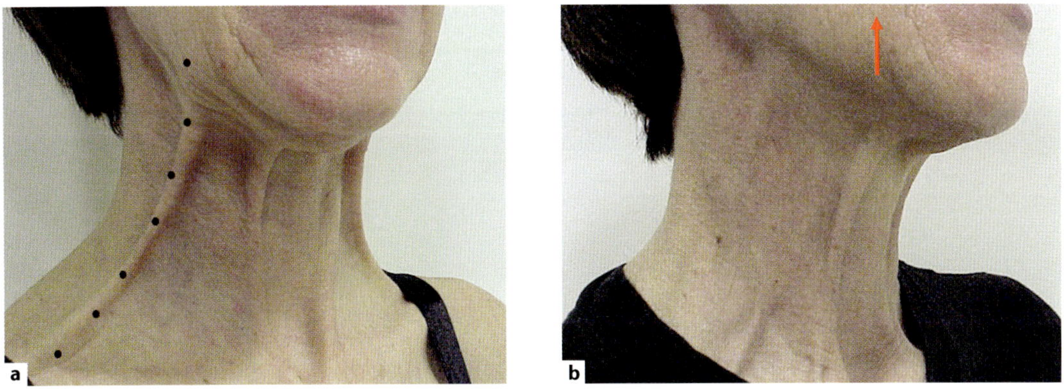

図 6.13　(a) 下顎の形を歪めている過緊張状態の外側プラティスマバンド。バンドによって下顔面は下方に引っ張られ顎のたるみが悪化している。黒い点はボツリヌストキシン A の注射部位である。(b) 治療後。外側プラティスマバンドは弱められ，顎の形は歪んでいない。この方法で顔面の外側面をリフティングできる。

3　患者選択

筋肉を緩めた状態と収縮させた状態で患者を評価する。筋肉を緩めた状態によって眉毛，頬，口唇交連，下顎，頸部などの顔面の重要なランドマークが示される。これらの構成の状態を評価する（表 6.8）。

前述したように，ボツリヌストキシン A リフティングの最もよい適応は，中顔面，下顔面，頸部には明らかな皮膚のたるみがなく，年齢的には 30～50 歳代で，表情を動かした時にはっきりした非対称がない人たちである。彼らは手術をするにはちょっと若すぎるけれどもマイルドで非手術的なフェイスリフトで十分よくなる患者である。ボツリヌストキシン A リフティングに理想的な患者には通常，特徴的な徴候がある（表 6.9）。

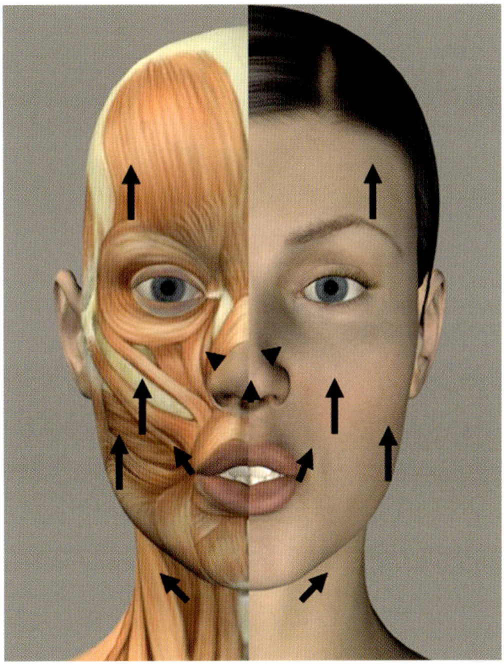

図 6.14　ボツリヌストキシン A 治療の目的は，よりリフレッシュした容貌を得るために下制筋を弱めて挙筋を強めることである。

4　テクニック

1) 上 1/3 のテクニック

前頭筋は眉毛の挙上に最も重要な役割を果たす。内側筋線維は外側筋線維よりも強力であるが，それは眉毛の外側部分がやがて下がってくる

表 6.8 ボツリヌストキシン A リフティングと手術に対する期待される結果と適応

	眉毛	頬骨領域	口交連	下顎	頸部
期待される結果	挙上 外側は少し高くて全体にカーブした形	ふっくらとした高まり	口角筋軸が軽度突出し、口角で上向きのライン	顎のたるみがなくラインがよくわかる 皮膚のたるみがない	プラティスマバンド、皮膚のたるみがない
ボツリヌストキシン A リフティングの適応	主に外側が下垂	平坦で高まりがない 緩みはない	皮膚のたるみはなく、水平か軽度下向きのライン	軽度の顎のたるみ	内側と外側のプラティスマバンド 皮膚のたるみと脂肪の沈着はない
手術の適応	皮膚の余剰を伴った下垂 上眼瞼皮膚の余剰	平坦で緩んでいる 皮膚のたるみもある	非常に深いマリオネットラインとたるんだ皮膚	皮膚のたるみ 明らかな顎のたるみ 顎の形態が変形	著明な皮膚のたるみと脂肪の沈着

表 6.9 ボツリヌストキシン A フェイスリフトのよい適応であることを示すサイン

部位	サイン
前額部	特に表情を動かした時の横じわ、筋肉を緩めた時には無いか，ごく軽度のしわ
眉間	主に眉を寄せた時の眉毛間の縦じわ 眉を寄せた時の鼻根部にできる深い横じわ 筋肉を緩めた時にもしわはあるが，深くない
眉毛	内側部分は正常な位置か，わずかに低い 外側部分が明らかに低い
上眼瞼	皮膚の余剰は無いか，軽度 目袋はない
下眼瞼	明らかな目尻のしわ 目袋はない
鼻	バニーライン 微笑むと鼻尖が下がる
鼻唇溝	特に上方部分で筋肉の過剰な動きによって目立つ鼻唇溝 皮膚のたるみや脂肪の沈着は無い
頬骨領域	平坦か軽度の高まり 皮膚のたるみは無い
上下口唇	口をすぼめた時の口唇のしわ
口唇交連	筋肉を緩めた時に軽度のマリオネットラインとともに下方へ下がっている
おとがい	軽度のしわ
下顎	軽度の顎のたるみ 外側プラティスマバンドが収縮すると明らかに下方に引かれる
広頸筋	はっきりした内側のバンドとより強力な外側のバンド 皮膚のたるみは無いか，あってもわずか 頸部の脂肪の沈着は無い

理由の1つでもある。前頭筋に拮抗する筋肉は眉毛の下制筋である。皺眉筋と鼻根筋は眉毛内側部分を下げるが，一方，眼輪筋眼窩部外側筋線維が収縮すると眉毛外側部分が下がる。

前頭筋の上内側筋線維のブロックと皺眉筋，鼻根筋，眼輪筋外側筋線維など眉毛の下制筋のブロックによって眉毛が挙上する。鼻根筋のブロックは眉毛の内側部分の挙上に重要な役割を果たす。眉毛の外側部分の挙上を可能にするには前頭筋の内側筋線維だけをブロックする。皺眉筋，鼻根筋，眼輪筋眼窩部の上方の筋線維は完全にブロックする必要がある。挙上する筋線維が眉毛を挙上していられるように，前頭筋線維のブロックは一部だけにすべきである。

2）中下 1/3 のテクニック

目尻のしわに対しては，下内方に拡がる眼輪筋筋線維が非常に浅くブロックされるのを観察しながら，通常の投与量で治療する。鼻唇溝が目立っているかどうか，またこれが上唇鼻翼挙筋と上唇挙筋（またはそのいずれか）が過剰に作用していることによるものかどうかを確認する必要がある。さもないとこれらの筋肉に注射してもまったく効かなかったり，合併症を引き起こすことになる。これらの筋をブロックすると鼻唇溝は浅くなる。正しい適応で正確な投与量であれば，外側の頬骨の領域にもリフティング効果が得られることになる。これは，上口唇内側の挙筋をブロックすることによって協調的に外側の挙筋が収縮し，顔面中1/3の外側部分がリフティングされるためである。これにより，頬骨が張り出してくる。

上口唇と鼻基部が短い患者は，鼻尖部のリフティングの最もよい適応である。微笑むと鼻尖部が下がる場合には，鼻中隔下制筋をブロックすると鼻が微妙に上がり，容貌が若返る。

上下口唇のしわは，この部分の皮膚をなめらかにするのにも効果がある。口をすぼめる時だけしわがでるようであれば，ボツリヌストキシンAでだいたいよくなる。深いしわに対してはピーリングやフィラーなど他の方法とのコンビネーション治療が必要となる。上口唇内側の人中近くや赤唇縁に注射するのがよい。また，投与量はできる限り少量にすべきである。

3）下 1/3 と頸部

顔面下1/3はしばしば，深い口唇交連，不明瞭な下顎のアーチ，プラティスマバンドなど最も望ましくない老化現象が見られるところである。口角下制筋をブロックすると口角が上がる。これは逆の作用をする筋である口唇交連の挙筋がこのエリアを上げることができるからである。口の周りの悲しそうな感じが改善する。

広頸筋に注射すると頸部の形態がよくなる。外側のプラティスマバンドが過剰に収縮すると普通は顔面の外側部分が下に引っ張られ，下顎の形が変わる。下顎のラインを改善するためには，顔面の筋線維と結合している上方の筋線維に始まる外側プラティスマバンドをブロックする必要がある。咬筋の下1/3の筋線維をブロックすると，顔面はかなりリフティングされることになる。結果として咬筋の上方の筋線維が収縮して頬骨領域を引き上げ，顔面の下方部分が細くなる。

ボツリヌストキシンAリフティングに使用される投与量は個々の患者のニーズによる。前述のように，治療の目標は下制筋は完全にブロックしても，挙筋は軽度にブロックするかもしくはブロックしないことである。最初の治療においてはリストアップされた筋肉すべてに注射しなければならないということはないが，初回投与量は自分でいいと思う量より少ない量がよい。筋肉を緩めた状態と表情を動かしている状態で正しく所見をみれば，注射する部位と治療するべき筋肉がわかる（図 6.15，表 6.10）。結果の評価は外科的なアプローチとはまったく異なってくる。上 1/3，中 1/3，下 1/3，頸部において自然で，リフレッシュした容貌になることが目標である。この治療は，明らかな外科的適応がなく，迅速，効果的で浸襲が最小限の非手術的方法を好む患者には非常に適している（図 6.16）。

5 合併症

ボツリヌストキシン A リフティングは，多くの量を使用するという点ばかりでなく治療部位という点からも，ボツリヌストキシンによる最も挑戦的な治療である。筋肉を緩めた状態と収縮させた状態が正しく評価されないと，必要のない筋肉に注射されてしまったり，多くの合併症が起きてしまうことになる。

ずば抜けて多い合併症は，非対称である。これは治療前の評価や対称的に注射することに医師が未熟であるためである。他にも，表情筋に作用するベクトルの力がよくわかっていないために協調筋と拮抗筋がアンバランスになることなどはよく見られる。

眼瞼下垂，前額部の仮性下垂，ドライアイ，上口唇の下垂，「ジョーカースマイル」，嚥下の問題などといった他の合併症はボツリヌストキシン A リフティングの直接的な合併症ではない。しかし，これらはどこか 1 カ所誤って注射されただけでも見られるものである。本法は上，中，下顔面，頸部に対する治療に十分経験のある医師によってのみ行われるべきである。

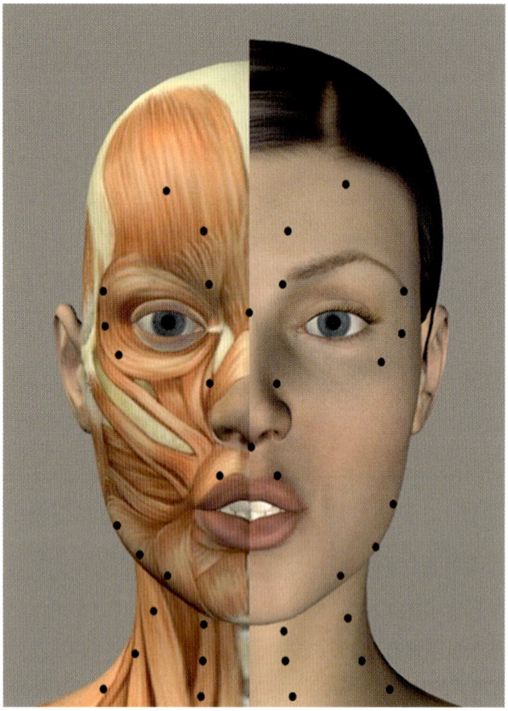

図 6.15 ボツリヌストキシン A の注射部位。初回治療の期間中は，投与量を少なくするべきである。2 回目の治療がリフティング効果の成績を改善する好機である。

表 6.10　ボツリヌストキシンフェイスリフトのための筋肉別の投与量

機能	筋肉	ボトックス®	ディスポート®	コメント
挙上筋	前頭筋	6 ～ 10 単位	15 ～ 30 単位	しわは取るがリフティング効果はなくさないように、ブロックは非常に浅い線維にのみとする
下制筋	皺眉筋	20 ～ 30 単位	30 ～ 60 単位	完全なブロックが望ましい
	鼻根筋	3 ～ 6 単位	7.5 ～ 15 単位	完全なブロックが望ましい
	眼輪筋	12 ～ 30 単位	30 ～ 60 単位	下方の線維には非常に浅いレベルで注射する
	鼻中隔下制筋	2 ～ 4 単位	8 ～ 12 単位	上口唇が短い患者にはできれば鼻の基部に注射する
挙上筋	上唇鼻翼挙筋	2 ～ 6 単位	4 ～ 8 単位	非常に浅く、できれば内側部分に注射する
	上唇挙筋	–	–	この目的では通常注射しない
	小頬骨筋	–	–	この目的では通常注射しない
	口角挙筋（犬歯筋）	–	–	この目的では通常注射しない
	大頬骨筋	2 ～ 6 単位	6 ～ 18 単位	非常に浅い（皮内）頬のしわが存在している場合のみ
下制筋	下唇下制筋	–	–	ブロックは不可
	口角下制筋	5 ～ 10 単位	10 ～ 20 単位	「悲しい口唇」の修正には非常に重要
	内側プラティスマバンド	10 ～ 30 単位	30 ～ 60 単位	頸部に脂肪がない時は浅く、脂肪の沈着がある時は少し深めに
	外側プラティスマバンド	20 ～ 40 単位	30 ～ 100 単位	上記と同じ、顔面を下げる最も重要な下制筋

治療の全領域に投与する量を示す（例えば両側に投与する場合は両側）。
適応によっては，Chapter 5 に記載された量より少ない。これは過剰投与を避けるためである。

Tips and Tricks

- フェイスリフト効果を得るためのボツリヌストキシン注射で合併症を起こさないためには，個々の患者に対する適量が決まるまでは 2 段階治療が望ましい。

  一般的に下制筋に対しては，十分量を投与する必要がある。挙筋の筋力は，拮抗筋の力がなくなれば必ずより強力になる。

- 患者が若ければ若いほど挙筋はさらに強くなるので，容易に良好な結果を得ることができる。

  高齢の患者では下垂した筋肉（下制筋）を回復させないことが原則である。そうすれば挙筋はより強力になり，下制筋は顔面を下方に引かなくなる。

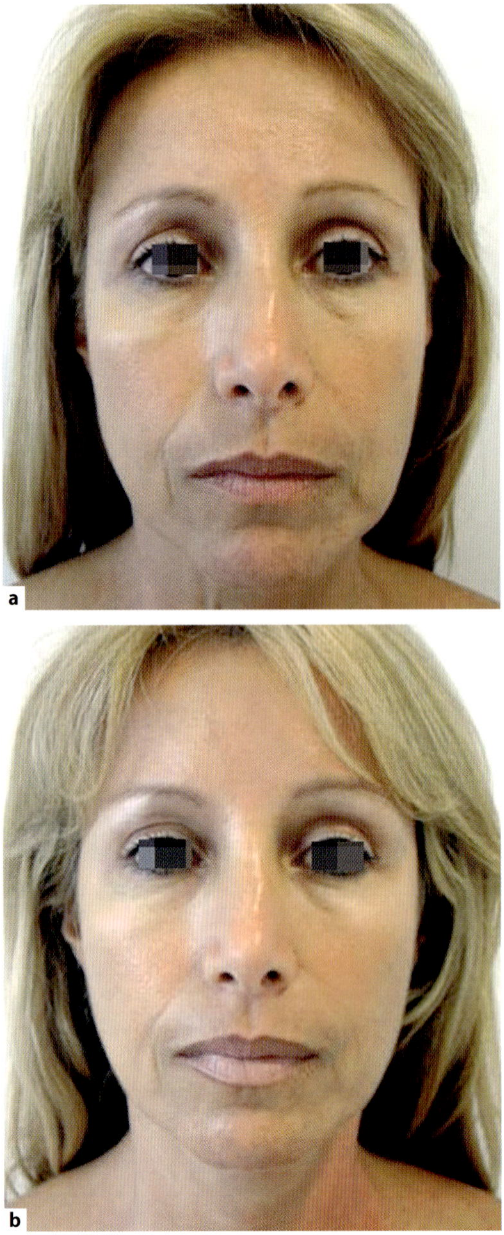

正面像。ごくわずかに皮膚がたるんでいて疲れたような顔をしている患者が理想的である。治療後，患者は自然でリフレッシュした容貌になっている。

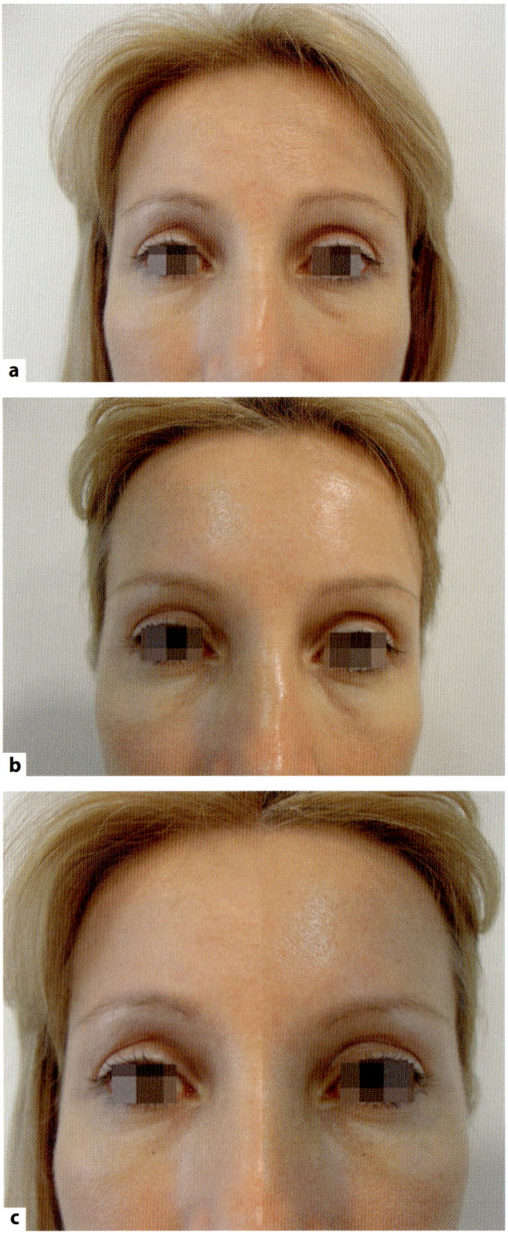

前額部。(c) の分割写真ではっきりわかるように，眉毛も明らかに上がっている。

図 6.16　ボツリヌストキシンフェイスリフト　術前・後の比較

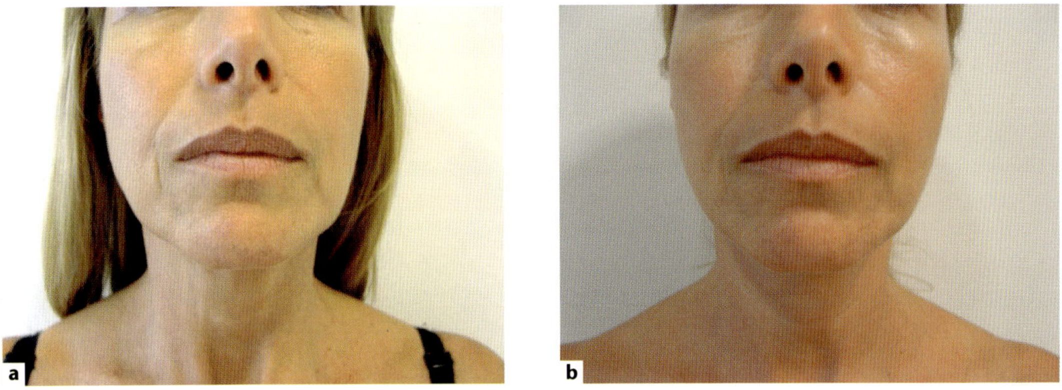

顎のライン。治療後，顎のラインは改善し，皮膚はより引き締まったように見える。また頸部でも改善が見られる。

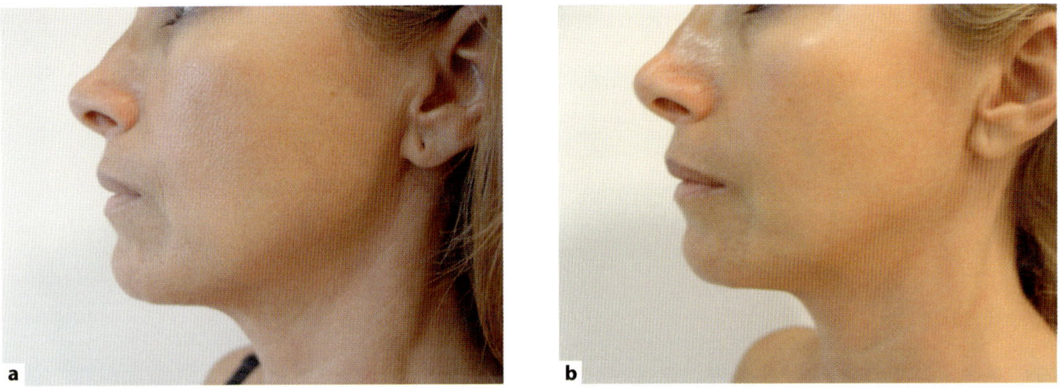

頬骨部。治療後は高まり，ふっくらした顔つきになっている。

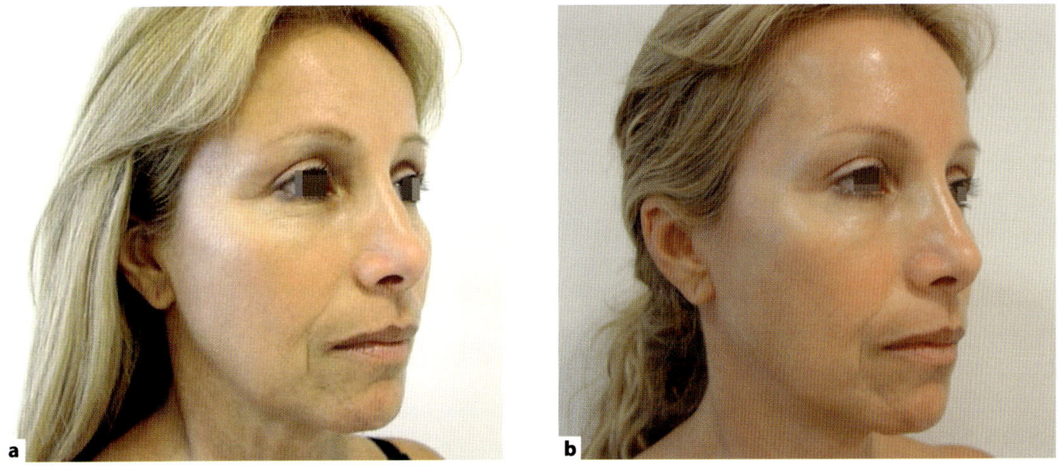

治療後は肌質が全体に改善している。眉毛は上がり，目尻のしわも浅くなっている。頬骨のあたりも平坦さが改善し，より高くなっている。顎のラインは形よくなりプラティスマバンドはなくなっている。結果は線細でなければならず，この方法では表情が固定してしまうことにはならないということに注目。

〈参考文献〉

Ahn MS et al. (2000) Temporal brow lift using botulinum toxin A. Plast Reconstr Surg. 105 (3) : 1129-35 ; discussion pp 1136-9

Atamoros FP (2003) Botulinum toxin in the lower one third of the face. Clin Dermatol 21 (6) : 505-12

Balikian RV, Zimbler MS (2005) Primary and adjunctive uses of botulinum toxin type A in the periorbital region. Facial Plast Surg Clin North Am 13 (4) : 583-90

Bulstrode NW, Grobbelaar AO (2002) Long-term prospective follow-up of botulinum toxin treatment for facial rhytides. Aesthetic Plast Surg 26 (5) : 356-9

Carruthers J, Carruthers A (2004) Botox : beyond wrinkles. Clin Dermatol 22 (1) : 89-93

Carucci JA, Zweibel SM (2001) Botulinum A exotoxin for rejuvenation of the upper third of the face. Facial Plast Surg 17 (1) : 11-20

Chen AH, Frankel AS (2003) Altering brow contour with botulinum toxin. Facial Plast Surg Clin North Am 11 (4) : 457-64

Cook BE Jr et al. (2001) Depressor supercilii muscle : anatomy, histology, and cosmetic implications. Ophthal Plast Reconstr Surg 17 (6) : 404-11

de Almeida AR, Cernea SS (2001) Regarding browlift with botulinum toxin. Dermatol Surg 27 (9) : 848

de Maio M (2004) The minimal approach : an innovation in facial cosmetic procedures. Aesthetic Plast Surg 28 (5) : 295-300

Frankel AS, Kamer FM (1998) Chemical browlift. Arch Otolaryngol Head Neck Surg 124 (3) : 321-3

Harrison AR (2003) Chemodenervation for facial dystonias and wrinkles. Curr Opin Ophthalmol 14 (5) : 241-5

Huilgol SC et al. (1999) Raising eyebrows with botulinum toxin. Dermatol Surg 25 (5) : 373-5 ; discussion 376

Klein AW (2004) Botox for the eyes and eyebrows. Dermatol Clin 22 (2) : 145-9

Koch RJ et al. (1997) Contemporary management of the aging brow and forehead. Laryngoscope 107 (6) : 710-5

Kokoska MS et al. (2002) Modifications of eyebrow position with botulinum exotoxin A. Arch Facial Plast Surg 4 (4) : 244-7

Le Louarn C (1998) Botulinum toxin and facial wrinkles : a new injection procedure. Ann Chir Plast Esthet 43 (5) : 526-33

Le Louarn C (2001) Botulinum toxin A and facial lines : the variable concentration. Aesthetic Plast Surg.25 (2) : 73-84

Le Louarn C (2004) Functional facial analysis after botulin on toxin injection. Ann Chir Plast Esthet 49 (5) : 527-36

Lee CJ et al. (2006) The results of periorbital rejuvenation with botulinum toxin A using two different protocols. Aesthetic Plast Surg 30 (1) : 65-70

Matarasso A, Hutchinson O (2003) Evaluating rejuvenation of the forehead and brow : an algorithm for selecting the appropriate technique. Plast Reconstr Surg 112 (5) : 1467-9

Mendez-Eastman SK (2003) BOTOX : a review. Plast Surg Nurs Summer 23 (2) : 64-9

Michelow BJ, Guyuron B (1997) Rejuvenation of the upper face. A logical gamut of surgical options. Clin Plast Surg 24 (2) : 199-212

Muhlbauer W, Holm C (1998) Eyebrow asymmetry : ways of correction. Aesthetic Plast Surg 22 (5) : 366-71

Ozsoy Z et al. (2005) A new technique applying botulinum toxin in narrow and wide foreheads. Aesthetic Plast Surg 29 (5) : 368-72

Redaelli A, Forte R (2003) How to avoid brow ptosis after forehead treatment with botulinum toxin. J Cosmet Laser Ther 5 (3-4) : 220-2

Sadick NS (2004) The cosmetic use of botulinum toxin type B in the upper face. Clin Dermatol 22 (1) : 29-33

Sclafani AP, Kwak E (2005) Alternative management of the aging jawline and neck. Facial Plast Surg 21 (1) : 47-54

3. マイクロインジェクション

Berthold Rzany

はじめに

マイクロインジェクションテクニックは一部の医師が得意としてきたテクニックであるが，最近では多くの医師が標準的なテクニックに加えてこのテクニックを使うようになってきた。本法の利点は，非常に少量を非常に浅く注射するため合併症のリスクが少ないということである。これによって，従来長い間治療ができないとされてきた頬のような部位も治療できるようになった。

1　目尻のしわの領域でのマイクロインジェクション

マイクロインジェクションテクニックが使われた最初の部位の1つは目尻のしわである（図 6.17，Chapter 5 4. 目尻と下眼瞼のしわ　参照）。ここでは最も尾側のポイントは大頬骨筋線維に非常に近くなる。大頬骨筋を治療すると上口唇がより長くなってしまうことがあるので，この筋は常にボツリヌストキシン A 治療の適応となるわけではない。

2　頬の縦方向のしわのマイクロインジェクション

他のよい適応としては，微笑んだ時に現れる頬の縦じわがある（図 6.18, 6.19）。ここでは，微笑みをつくる筋肉である笑筋と大頬骨筋がターゲットとなる。この時，マクロインジェクションのように あまり深く注射してしまうと，非対称を来たすことがある（図 6.20）。

3　投与量

使用する投与量はマクロインジェクションと同じである。唯一の違いは，3 カ所の注射ポイントが 10～15 カ所となることである。

4　マクロとマイクロのコンビネーション

マクロとマイクロインジェクションのコンビネーションは非常に有用な方法である。そのよい例が，目じりのしわである。ここでは，眼窩から 1cm 外側に 2 カ所注射することで眼輪筋の作用を効果的

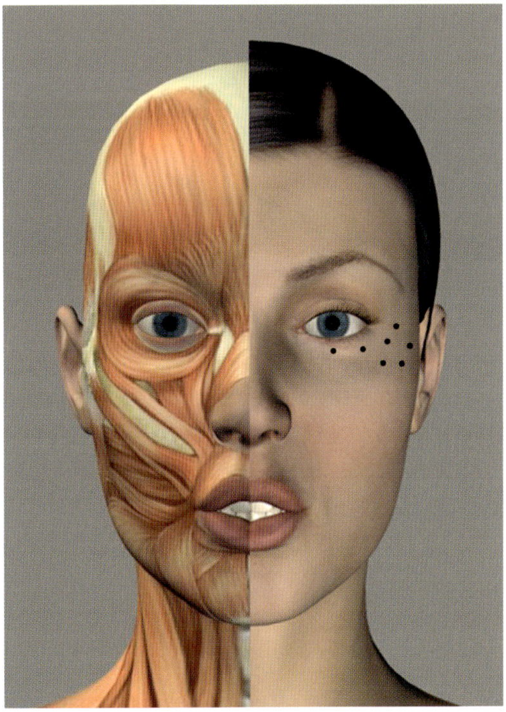

図 6.17　目尻のしわに対するマイクロインジェクションテクニックの注射ポイント

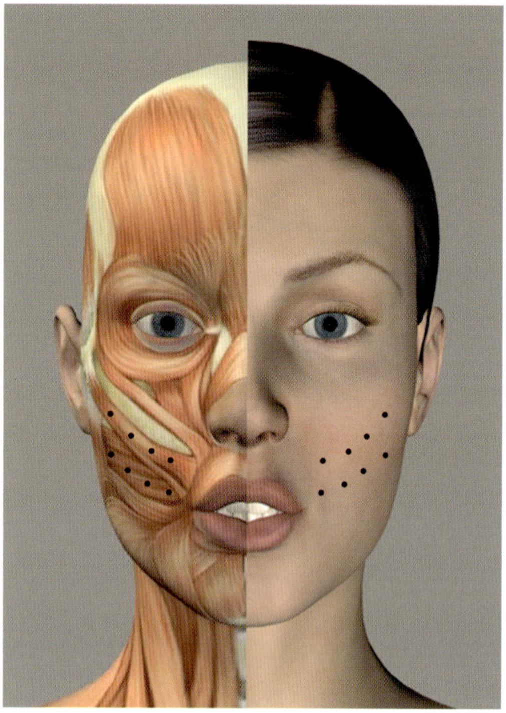

図 6.18 頬に対するマイクロインジェクションテクニックの注射ポイント

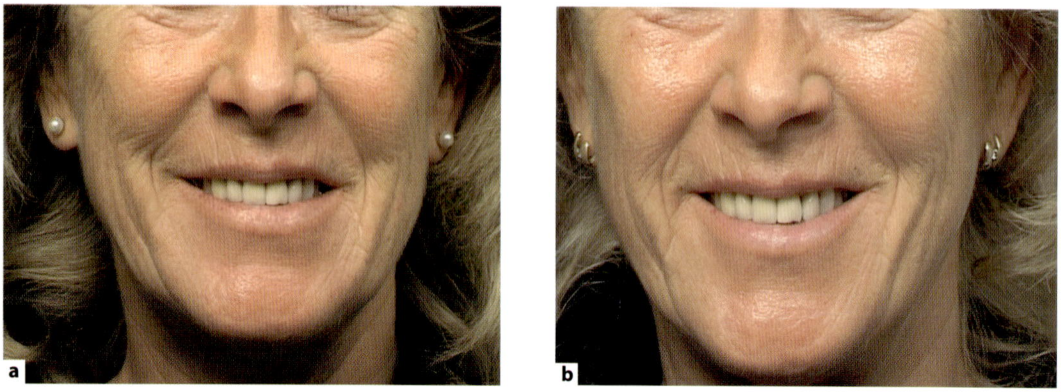

図 6.19 頬に対するマイクロインジェクションの治療前・後。両側の頬の縦じわが少し減っている。

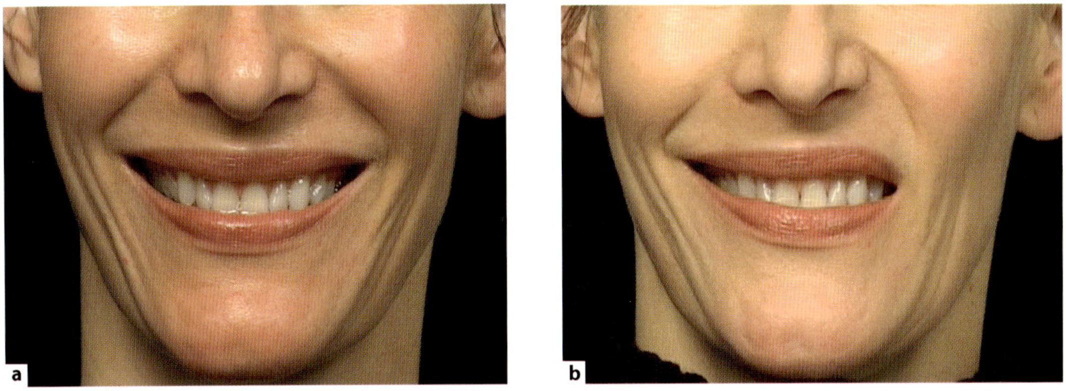

図 6.20　マイクロインジェクション治療後の頬の領域の非対称。左側の注射ポイントの1カ所が口角筋軸に近すぎたために，笑筋と大頬骨筋が障害されている。

に阻止することができる。より尾側の部位は4〜5カ所の表面的なマイクロインジェクションで治療する。このようにすると上口唇の好ましくない下垂のリスクを軽減できる。

5　マイクロインジェクションの欠点

マイクロインジェクションの主な欠点は，何回も注射するということである。このため針を刺すことによる血腫や強い注射の痛みが欠点である。針は繰り返し注射するようにできていないため，すぐに針先が切れなくなってくる。

Tips and Tricks

- マイクロインジェクションテクニックを使う時には，この部位で使用している全量を覚えておくことである。さもないと過量になったり過少になったりする傾向になる。

Chapter 7

美容医学におけるボツリヌストキシンの安全性 7

Berthold Rzany, Hendrik Zielke

ボツリヌストキシンは非常に安全な薬剤である。美容医学で重篤な副作用が報告されているのは，怪しい出所のボツリヌストキシンを使用した場合のみである。

はじめに

ボツリヌストキシンは今日最も強力な毒素として知られているが，正しく使用されれば非常に安全な薬剤である。非可逆性の合併症は知られていない。美容医学で使用された時にしばしば報告される一過性で局所的な合併症は，この薬剤の可逆的で局所的な作用を反映したものである。特に注目すべきは高い治療指数である（美容的な治療に必要な投与量はおおよそ30単位，推定 LD_{50} はボトックス® 3,000単位）。重篤な副作用は出所が怪しげなボツリヌストキシンを使用した例が報告されているだけである（Allergan 2004）。

本章では，美容医学で使用されるボツリヌストキシンのごく一般的な副作用の概要について述べる。さらに多量のボツリヌストキシンの投与を必要とするような他の副作用については言及しない。

1 注射による副作用

ボツリヌストキシン注射後の副作用として通常報告されるのは注射部位の疼痛，浮腫，血腫である。これらの反応はすべて数日のうちに特に治療をしなくても治まる。

1）注射時の痛み

注射部位の痛み（表7.1）は注射部位に，外用麻酔薬（2.5%のリドカインと2.5%のプリロカインの共融混合物であるEMLAクリームのような）または，あらかじめ冷却したガーゼか冷たいパックを使用することで和らげることができる。頸部にEMLAクリームを使用するとプラティスマバンドが見えにくくなるので注意が必要である。

患者15名による小規模の研究では，ボツリヌストキシンを静菌性のベンジルアルコールで防腐処理された生理食塩水で希釈すると，注射の痛みが少ないということが報告されている（Alam et al. 2002）。

2）血腫・注射部位の紫斑

ボツリヌストキシンではプラセボ群と同様に，紫斑が報告されているのは患者の40%に上る。考えられるリスクファクターとしては，抗凝固剤，NSAID，ビタミンE，朝鮮ニンジン，イチョウ，多量のガーリックなどがある。ボツリヌストキシン注射後の紫斑は，目尻のしわのように，ある特定の部位では頻繁に見られるようである（表7.2）。注射部位を事前にクーリングしておくとか，血管を刺してしまった場合には手で圧迫するのがよい。

3）頭 痛

評価のしっかりした臨床研究によると，ボツリヌストキシン治療における頭痛の発生率は，プラセボ群と同様に0～30%とばらつきがある（表7.3）。興味深いことに，頭痛は眉間でのボツリヌストキシン注射後だけでなく，目尻のしわの治療後にも報告されている。頭痛は通常，軽度で数時間しか続かない（Carruthers et al. 2005, Vartanian et al. 2005）。Alamらによれば，患者の1%ほどは2～4週間続く強い頭痛になるので，患者には体質によっては強い頭痛が起きる可能性があることを説明しておく必要がある。一方，繰り返しボツリヌストキシン治療を受けた後には頭痛が減少すると指摘している報告がある。しかしこれらの結果は統計的に有意なものではない（Carruthers et al. 2004）。

表 7.1　臨床試験で記録された注射時の疼痛の発生率

著者 患者数　(年)	薬剤と投与量	注射部位	アクティブ試験薬 または他の試験薬の 注射の痛みを生じた割合	プラセボ群における 注射の痛みを生じた割合
Carruthers et al. n = 59 (2003)	ボトックス® 16, 32, 48 単位	前額部	報告なし	施行していない
Rzany et al. n=221 (2006)	ディスポート® 3 × 10 単位、 5 × 10 単位 プラセボ	眉間と前額部	0.7	0
146 verum				
Carruthers et al. n=80 (2005)	ボトックス® 10, 20, 30, 40 単位	眉間と前額部	報告なし	施行していない
Carruthers et al. n=264 (2002)	ボトックス® 20 単位 プラセボ	眉間	報告なし	施行していない
Carruthers et al. n=80 (2005)	ボトックス® 20, 40, 60, 80 単位	眉間	報告なし	施行していない
Ascher et al. n=119 (2004)	ディスポート® 25, 50, 75 単位 プラセボ	眉間	報告なし	報告なし
Lowe et al. n=162 (2005)	ボトックス® 18, 12, 6, 3 単位 プラセボ	目尻のしわ	報告なし	報告なし
Baumann et al. n=20 (2003)	ミオブロック® 500 単位 プラセボ	目尻のしわ	報告なし	報告なし

4）局所的な皮膚の乾燥

3.8% の患者に局所的な皮膚の乾燥が見られたとの報告（Bulstrode et al. 2002）もあるので，治療部位には保湿剤を使用することが勧められる。局所的な乾燥は汗腺の活動の低下によるものであると説明されている。しかし，著者らの経験では局所的な乾燥は通常，愁訴とはならない。

2　薬剤の局所浸潤・拡散に伴った副作用

典型的な副作用は，ボツリヌストキシンが治療しない部位に局所的に拡散してしまうことによるものである。副作用のいくつかはすでに以前の章でも述べた。

1）眼瞼下垂

最もよく知られた副作用といえば，何といってもボツリヌストキシンが眼瞼挙筋に拡散することによって起こる眼瞼下垂である（Chapter 5 2. 眉間の図 5.23 参照）。

眼輪筋，皺眉筋，鼻根筋への注射は眼瞼下垂を引き起こすリスクが非常に高い。眼瞼下垂は通常 2〜7 日以内に出現し，数週間続く。眉間にボトックス®を使用した場合，Carruthers らの最初の大規模なプラセボ対照試験（Carruthers et al. 2002）によると，眼瞼下垂の発生率は 5.4%で，その後の試験（Carruthers et al. 2003）では 1%に減少している。彼らの最も最近のデータ

表 7.2 血腫・注射部位の紫斑の発生率

著者 患者数 （年）	薬剤と投与量	注射部位	アクティブ試験薬または他の試験薬の血腫を生じた割合	プラセボ群の血腫を生じた割合
Carruthers et al. n=59 （2003）	ボトックス® 16，32，48 単位	前額部	10%，5.3%，15%	施行していない
Rzany et al. n=221（2006）	ディスポート® 3×10 単位，5×10 単位 プラセボ	眉間と前額部	報告なし	報告なし
Carruthers et al. n=80（2005a）	ボトックス® 10，20，30，40 単位	眉間と前額部	報告なし	施行していない
Carruthers et al. n=264（2002）	ボトックス® 20 単位 プラセボ	眉間	報告なし	報告なし
Carruthers et al. n=80（2005b）	ボトックス® 20，40，60，80 単位	眉間	5%，0%，0%，0%	施行していない
Ascher et al. n=119（2004）	ディスポート® 25，50，75 単位 プラセボ	眉間	0%，3%，0%	5.80%
Lowe et al. n=162（2005）	ボトックス® 18，12，6，3 単位 プラセボ	目尻のしわ	18.2%，9.7%，6.1% 3.0%	12.50%
Baumann et al n=20 （2003）	ミオブロック® 500 単位 プラセボ	目尻のしわ	25%	40%

（Carruthers et al. 2005b）では，160 例の治療例で眼瞼下垂は見られていない。同様の結果が102 例の試験から得られている。ここでは眉間にディスポート® 25 単位，50 単位，75 単位で治療し，眼瞼下垂は見られていない（Ascher et al. 2004）。ドイツからは，127 例中，ディスポート® 50 単位で治療された 1 例のみに眼瞼下垂が見られたと報告されている（Rzany et al. 2006）。

α-アドレナリン作動薬であるアプラクロニジンは，ミューラー筋を刺激することによって眼瞼下垂を改善することができる。これによって上眼瞼を 1〜3mm 挙上することが可能になる。0.5%アプラクロニジン点眼薬の標準的な投与法は，下垂が治るまで毎日最高 3 回程度，患側の目に 1〜2 滴垂らすことである。眼瞼下垂の治療のための同様な薬剤には，ブリモニディン（0.1%または 0.2%），塩酸ネオシネフィリン（2.5%）がある（Sceinfeld 2005）。

2）眼瞼外反

下眼瞼周囲へのボツリヌストキシン注射が，眼輪筋の機能に影響して眼瞼外反を呈し，乾燥から角膜を損傷することがある。考えられる原因としては下眼瞼の手術や患者が高齢であることなどがある。

3）斜　視

眼窩外側（目尻のしわ）や内側（バニーライン）への誤った治療によって，一過性の斜視が見られることがある。もし外反が起きたら，眼科医にコ

表 7.3 頭痛の発生率

著者 患者数 (年)	薬剤と投与量	注射部位	アクティブ試験薬 または他の試験薬の 頭痛を生じた割合	プラセボ群の 頭痛を生じた割合
Carruthers et al. n=59 (2003)	ボトックス® 16，32，48 単位	前額部	20%，15.8%，30%	施行していない
Rzany et al. n=221 (2006)	ディスポート® 3 × 10 単位，5 × 10 単位 プラセボ	眉間と前額部	2.7	2.7
Carruthers et al. n=80 (2005)	ボトックス® 10，20，30，40 単位	眉間と前額部	20%，15%，5%，5%	施行していない
Carruthers et al. n=264 (2002)	ボトックス® 20 単位 プラセボ	眉間	15.3%	15%
Carruthers et al. n=80 (2005)	ボトックス® 20，40，60，80 単位	眉間	0%，15%，0%，0%	施行していない
Ascher et al. n=119 (2004)	ディスポート® 25，50，75 単位 プラセボ	眉間	3%，3%，0%	0%
Lowe et al. n=162 (2005)	ボトックス® 18，12，6，3 単位 プラセボ	目尻のしわ	6.1%，3.2%，6.1%， 12.1%	3.10%
Baumann et al n=20 (2003)	ミオブロック® 500 単位 プラセボ	目尻のしわ	25%	20%

ンサルテーションして正しい診断と治療計画を立ててもらうことが望ましい。

4) 仮性ヘルニア

隔膜の支持性が弛緩している患者では，下眼瞼のボツリヌストキシン治療後に下眼瞼脂肪パッドの仮性ヘルニアが起きることがある (Paloma et al. 2001, Chapter 5 4. 目尻と下眼瞼のしわ 図 5.50 参照)。眼窩外側部治療後に大頬骨筋筋線維が冒されると上口唇の下垂が起きることがある (図 7.1, 7.2)。

5) 口唇周囲・頸部の治療後の合併症

鼻唇溝や口唇の放射状のしわを治療した後の口唇周囲の合併症としては，上口唇の動きが弱くなることが挙げられる。

プラティスマバンドの治療後に，特に高齢の患者では一過性の嚥下困難や嗄声が記録されている。Matarasso らは初期の研究で，治療した患者の 10%に，軽度または一過性の頸部の不快感，1%に頸部の動きの弱まり，0.05%に臨床的に重篤な嚥下困難が見られたと報告している (Matarasso et al. 2001)。

3 隣接する筋肉の機能亢進による副作用・眉毛の位置異常

1 カ所で筋肉の動きが減少すると隣接する筋肉が過剰に代償することがある。典型的な例としては，前額中央部を治療した際のメフィストサイン，いぶかしげな表情，「スポック博士の眉毛」，意地

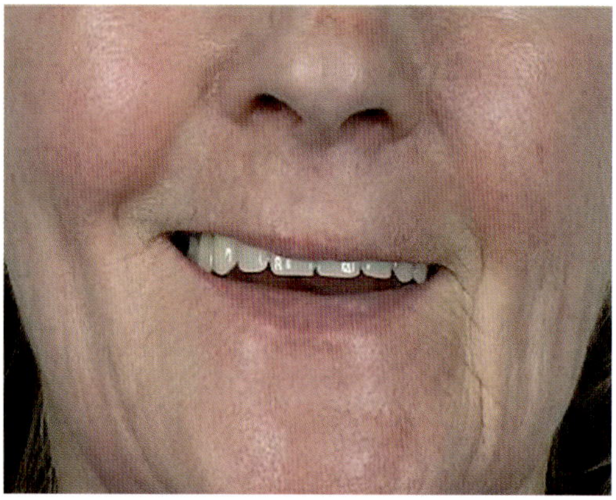

図 7.1 目尻のしわの注射に伴った大頬骨筋の障害による上口唇の下垂

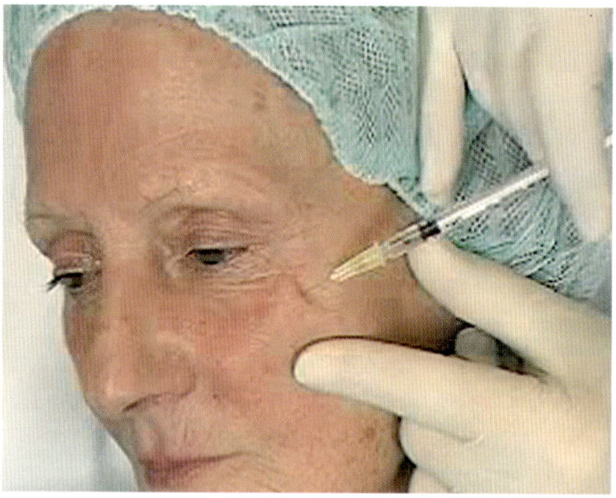

図 7.2 上口唇下垂を引き起こした目尻のしわの注射ポイント

悪そうな表情や「ジョーカーフェイス」などがある。眉毛内側部の麻痺に前頭筋外側部の代償性の過剰運動が伴うと，外側が上がった典型的な眉毛となり，引き続きタッチアップ治療が必要となる。

患者によってはメフィストサインが筋肉の真の過剰代償性を反映したものではないように見えることがある。このような場合には，鼻根筋や皺眉筋の治療後に眉間が下がっている（Chapter 5 1. 前額部　図 5.1 参照）。

さらに患者によっては局所的な筋肉の痙攣が起きることがある（Cote et al. 2005）。

4　全身的な副作用

ボツリヌストキシンは局所に投与された時でも全身に拡がることがある。他の適応に比べて，美容医学では使用するボツリヌストキシンが非常に少量であるために，全身的な副作用の報告は非常に少ない。

ボツリヌストキシンの投与量と注射される筋肉の数にもよるが，全身的な反応の発症は一般的には 1 週間以内に出現し，1〜2 週間続く。これらの抗コリン効果は末梢性であるが，これはボツリヌストキシンが血液脳関門を通って中枢神経系に達することができないためである。全身的な副作用には，口渇，目の充血，視力調節障害，消化器症状などがある。現在までのところ，ボツリヌストキシン A よりもボツリヌストキシン B の方に多いようである（Dressler et al.2003）。

5　ボツリヌストキシン A に対するアレルギー反応

美容的なボツリヌストキシン治療後の過敏症やアレルギー反応の報告はほとんどない。LeWitt は顔面の注射部位の持続的な発疹を報告している（LeWitt et al. 1997）。Cote は，1989 年 12 月から 2003 年 5 月の間の米国 FDA の記録から，ボツリヌストキシンの美容的な治療後に見られたアレルギー反応の 2 例について報告している（Cote et al. 2005）。

報告されたデータはまったく不十分で詳細は不明であるが，ドイツで包装されたボトックス®のラベルには，アナフィラキシー反応が報告されているので注意が必要であると記載されている。

6 抗体産生

トキシンに対する抗体が産生されると，ボツリヌストキシンの不活化によって効力が減少する。文献的には，Carruthers らはボトックス® 20 単位で最高 3 回まで治療した 405 名の患者の抗体レベルを検索している（Carruthers et al.2004）。フォローアップが終了した 235 名の患者では，確定できたサンプルの 1.1～1.4％に抗体産生が見られた。しかし，抗体の産生によって薬効が落ちた例はなかった。

投与量がもっと多くなれば抗体ができるリスクはさらに大きくなる。美容医学で通常使用される投与量は非常に少ないので，抗体を中和する問題は無視できると思われる。

〈参考文献〉

Alam M, Dover JS, Arndt KA (2002) Pain associated with injection of botulinum A exotoxin reconstituted using isotonic sodium chloride with and without preservative：a double-blind, randomized controlled trial. Arch Dermatol 138 (4)：510-4

Alam M, Arndt KA, Dover JS (2002) Severe, intractable headache after injection with botulinum a exotoxin：report of 5 cases. J Am Acad Dermatol 46 (1)：62-5

Allergan Inc. (2004) Press release：http：//www.shareholder.com/agn/ReleaseDetail.cfm?ReleaseID=150344

Ascher B, Zakine B, Kestemont P, Baspeyras M, Bougara A, Santini J (2004) A multicenter, randomized, double-blind, placebo-controlled study of efficacy and safety of 3 doses of botulinum toxin A in the treatment of glabellar lines. J Am Acad Dermatol 51 (2)：223-33

Baumann L, Slezinger A, Vujevich J, Halem M, Bryde J, Black L, Duncan R (2003) A double-blinded, randomized, placebo-controlled pilot study of the safety and efficacy of Myobloc (botulinum toxin type B) -purified neurotoxin complex for the treatment of crow's feet：a double-blinded, placebo-controlled trial. Dermatol Surg 29 (5)：508-15

Bulstrode NW, Grobbelaar AO (2002) Long-term prospective follow-up of botulinum toxin treatment for facial rhytides. Aesthetic Plast Surg 26 (5)：356-9

Carruthers A, Carruthers J, Said S (2005a) Dose-ranging study of botulinum toxin type A in the treatment of glabellar rhytids in females. Dermatol Surg 31 (4)：414-22；discussion p 422

Carruthers A, Carruthers J (2005b) Prospective, doubleblind, randomized, parallel-group, dose-ranging study of botulinum toxin type A in men with glabellar rhytids. Dermatol Surg 31 (10)：1297-303

Carruthers A, Carruthers J, Cohen J (2003) A prospective, double-blind, randomized, parallel-group, doseranging study of botulinum toxin type A in female subjects with horizontal forehead rhytides. Dermatol Surg 29 (5)：461-7

Carruthers A, Carruthers J, Lowe NJ, Menter MA, Gibson J, Nordquist M, Mordaunt J (2004) One-year, randomised, multicenter, two-period study of the safety and efficacy of repeated treatments with botulinum toxin type A in patients with glabellar lines. J Clin Res (7)：1-20

Carruthers J, Lowe NJ, Menter MA, Gibson J, Nordquist M, Mordaunt J, Walker P, Eadie N (2002) A multicenter, double-blind, randomized, placebo-controlled study of the efficacy and safety of botulinum toxin type A in the treatment of glabellar lines. J Am Acad Dermatol 46 (6)：840-9

Carruthers J, Lowe NJ, Menter MA, Gibson J, Eadie N (2003) Double-blind, placebo-controlled study of the safety and efficacy of botulinum toxin type A for patients with glabellar lines. Plast Reconstr Surg 112 (4) : 1089-98

Consensus Conference (1991) Clinical use of botulinum toxin. National Institutes of Health Consensus Development Conference Statement, November 12-14, 1990. Arch Neurol 48 (12) : 1294-8

Cote T, Mohan AK, Polder JA, Walton MK, Braun MM (2005) Botulinum toxin type A injections : adverse events reported to the US Food and Drug Administration in therapeutic and cosmetic cases. J Am Acad Dermatol 53 (3) : 407-15

Dressler D, Benecke R (2003) Autonomic side effects of botulinum toxin type B treatment of cervical dystonia and hyperhidrosis. Eur Neurol 49 (1) : 34-8

LeWitt PA, Trosch RM (1997) . Idiosyncratic adverse reactions to intramuscular botulinum toxin type A injection. Mov Disord 12 (6) : 1064-7

Lowe NJ, Ascher B, Heckmann M, Kumar C, Fraczek S, Eadie N (2005) Double-blind, randomized, placebocontrolled, dose-response study of the safety and efficacy of botulinum toxin type A in subjects with crow's feet. Dermatol Surg 31 (3) : 257-62

Matarasso SL, Matarasso A (2001) Treatment guidelines for botulinum toxin type A for the periocular region and a report on partial upper lip ptosis following injections to the lateral canthal rhytids. Plast Reconstr Surg 108 (1) : 208-14 ; discussion pp 215-7

Paloma V, Samper A (2001) A complication with the aesthetic use of Botox : herniation of the orbital fat. Plast Reconstr Surg 107 (5) : 1315

Rzany B, Ascher B, Fratila A, Monheit GD, Talarico S, Sterry W (2006) Efficacy and safety of 3- and 5-injection patterns (30 and 50 U) of botulinum toxin A (Dysport) for the treatment of wrinkles in the glabella and the central forehead region. Arch Dermatol 142 (3) : 320-6

Scheinfeld N (2005) The use of apraclonidine eyedrops to treat ptosis after the administration of botulinum toxin to the upper face. Dermatol Online J 11 (1) : 9

Vartanian, AJ, Dayan SH (2005) Complications of botulinum toxin A use in facial rejuvenation. Facial Plast Surg Clin North Am 13 (1) : 1-10

Chapter 8

コンビネーション治療―マイクロリフト法 8

Mauricio de Maio

―はじめに―

顔面の老化はボリュームが欠如（皮下軟部組織の支持性が欠如）して，皮膚のしわやたるみが増加することと認識されている。年齢，紫外線によるダメージ，たばこやアルコール，外傷，低栄養などのすべてが関連しながら顔面の老化を促進するが，中でも最も顕著な皮膚の変化は慢性的に紫外線に曝されることによって起きる。時とともに皮膚は徐々に薄くなり，乾燥が進み，弾力性が低下し，張りも少なくなる。また，弾力性がなくなる結果，顔の皮膚はさらにたるんでくる。しわができ，広頸筋顔面部の下垂とあごの脂肪の沈着部位が変わってくることによって，あごもたるんでくる。

顔のしわやたるみを何とかしたいと思う患者のためには，フェイスリフトだけでなく，ケミカルピーリングやレーザーリサーフェイシングなどのablativeな治療，ボツリヌストキシンAやフィラーの注射など多くの治療が可能である。あごのラインを再び整えたいと願う患者には頸部の脂肪吸引が有効である。これらのテクニックはそれぞれ顔の老化現象を改善するには有効である。しかし特に，苦痛も少なく，社会生活や仕事から離れている時間も少なく，かつすぐに効果を得たいと願っているような患者にとっては，これらの方法はそれぞれ限界や欠点がある。このようなことを考えると，時間の経過とともに現れる複雑な変化を解決するためには，単独の方法では無理であることが容易にわかる。さまざまな顔の変化に対応するには，コンビネーション治療が，現時点でも，またこれからもベストな解決法であろう。高度のフォトダメージがある女性にリサーフェイシング治療をしないでフェイスリフトを行っても，ちょっと引っ張り過ぎの顔をした年寄りの女性になってしまうだけである。

さまざまな顔の変化に対応するには，コンビネーション治療が，現時点でもこれからもベストな解決法である。

1 ボツリヌストキシンとケミカルピーリング

外因的な老化を来たす第1の誘因は，光損傷である。フォトダメージは紫外線に長期間曝されることによって起き，多くの老化現象を引き起す。臨床的に最も多く見られるのは，浅く日焼けした皮膚に見られるシミや角化症，しわ，毛細血管拡張，弾力性の欠如などである。ダメージの程度は患者によってさまざまであり，軽度，中等度，高度に分かれる。フィラーとボツリヌストキシンだけでは皮膚のしわすべてをなくすことはできない。静的なしわを減らすにはケミカルピーリングのようなablativeな方法がベストとなる。皮膚の再生やコラーゲンの再構築によってフォトダメージを受けた皮膚の外見が改善される。これは，真皮が厚くなるとともに，筋肉が皮膚を引っ張るのでしわが少なくなるためである。

浅い表面的なしわがケミカルピーリングによって治療できるのは事実であるが，だからといって表情じわに対しては治療しなくてもよいというわけではない。

さらなる好結果を得るためには，ボツリヌストキシンもケミカルピーリングもともに用いられる必要がある。なぜボツリヌストキシンAとケミカルピーリングなのだろうか。

その理由は，ボツリヌストキシンAで表情じわ

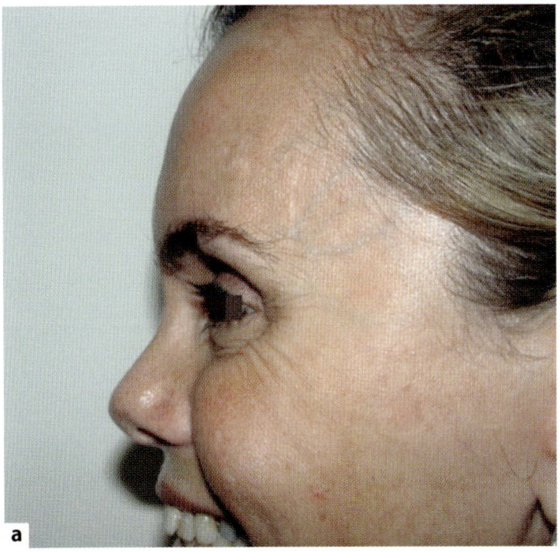

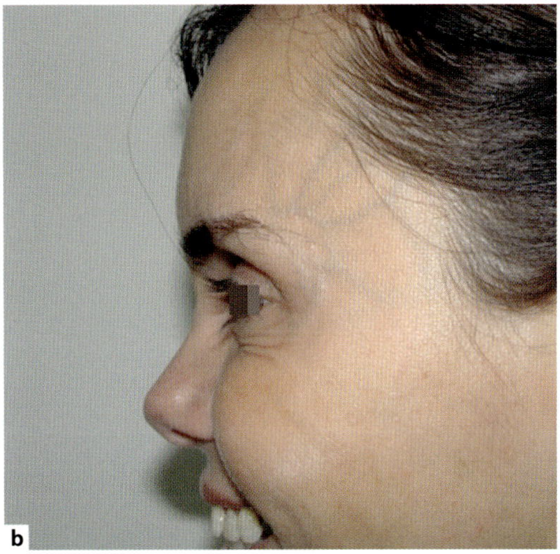

図 8.1 目尻のしわに対するボツリヌストキシンAの注射とライトケミカルピーリングのコンビネーション治療の治療前，治療後。しわが減り，皮膚が明るくなっていることに注意。

を治療し，ケミカルピーリングで皮膚の浅いしわと色素沈着を治療できるからである。日光に曝されている人々の多くに色素沈着と目尻のしわが見られる。彼らはライトピーリングとボツリヌストキシンA治療には最適の患者である（図 8.1）。

2 ボツリヌストキシンとレーザーリサーフェイシング

レーザーリサーフェイシングもまた静的なしわに対する有効な ablative な治療である。最も普通に応用されるのは炭酸ガスレーザーとエルビウムレーザーの2つである。炭酸ガスレーザーはエルビウムレーザーと比べて二次的な熱損傷がより強く，また止血効果もある。炭酸ガスレーザーは高度のフォトダメージに対してディープピーリングのように使用される。エルビウムレーザーは中等度ピーリングのように使用される。エルビウムレーザーでは腫れや赤みは少ない。両者とも炎症を促進してコラーゲンを再構築し，最終的に真皮が厚くなる。より厚い真皮を筋肉が牽引するためにしわが少なくなる。

ボツリヌストキシンAはリサーフェイシングで驚嘆すべき役割を果たす。筋肉の動きが過剰でなければ，コラーゲンの再構築はよりスムースに進み，恐らく肥厚性瘢痕になるリスクも少なくなる。また，過剰な筋肉の収縮がなければしわの再発も防止できる。

レーザーリサーフェイシングとボツリヌストキシンAを併用する場合には，まずボツリヌストキシンAの注射をリサーフェイシングの1〜2週間前に行うべきである。ボツリヌストキシンAを注射してすぐにレーザー，特に炭酸ガスレーザーを使うのは勧められない。ボツリヌストキシンAの分子は過剰な熱損傷によって変化し，失活する可能性があるからである。両方とも治療する層は同じではないが，レーザー治療直後の浮腫によってボツリヌストキシンAの作用もまた変化してしまう可能性がある。そのため，注射はレーザーの治療前か，もしくは浮腫が治まってからにすべきである。真皮を非常に深く効果的に部分除去しても，まだ表情

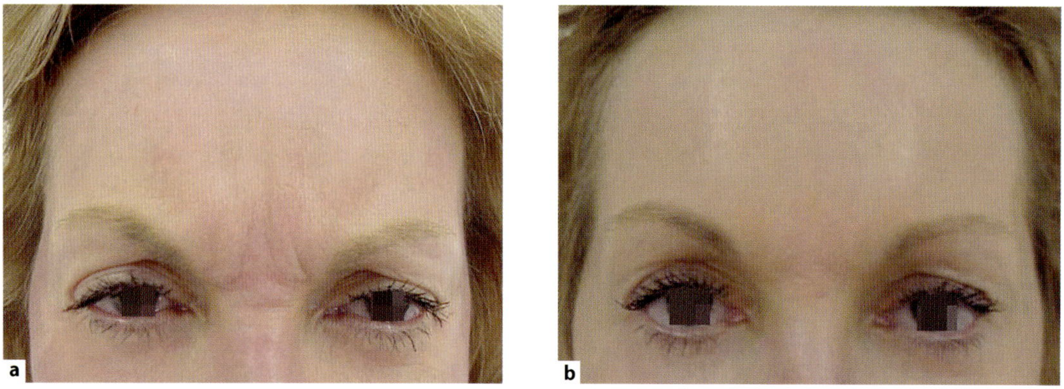

図 8.2　顔面全体のレーザーリサーフェイシング後 1 カ月であるが，眉をひそめた時にまだしわが見られている。眉をひそめるとリサーフェイシングの効果が弱くなってしまうので眉間にボツリヌストキシン A の治療を行った。ボツリヌストキシン A 治療後は眉をひそめてもしわが見られない。この例は，ボツリヌストキシン A と ablative 治療のコンビネーションが有効であることを示している。

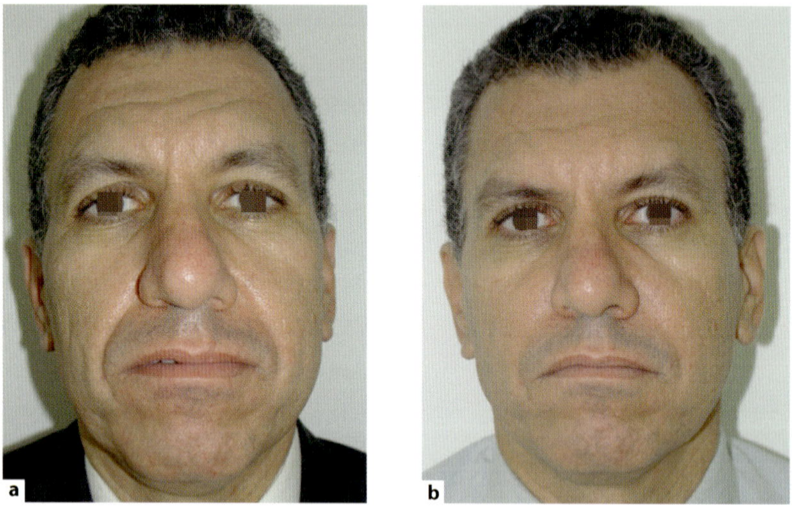

図 8.3　(a) 患者はニキビ跡と，前額部と眉間に深い表情じわがある。同時に右側上口唇に軽度の非対称が見られる。(b) 注射用フィラーとボツリヌストキシン A のコンビネーション治療を行った。結果は非常に自然で，この男性患者に何か美容的な治療をした形跡は何もない。

じわが消えない時などに，ボツリヌストキシン A とレーザーのコンビネーションが勧められる (図 8.2)。

3　ボツリヌストキシンとフィラー

ボツリヌストキシン A とフィラーのコンビネーションは最も興味深い非手術的な美容治療の 1 つである。ダウンタイムがなく，概して何をしたのか誰にもわからない。男性の患者にとってはパーフェクトな治療である (図 8.3)。非常に浅い表層のしわはレーザーやケミカルピーリングのような ablative な治療で非常によくなるが，中等度もしくは深いしわやたるみに対しては，フィラーで非常によくなる。ただし，しわやたるみの深さによって適切なフィラーを選ぶ必要がある。なぜボツリヌストキシンAとフィラーのコンビネーションなのだろうか。

美容的に気になる老化現象を分析してみると，一番しわがはっきり出るところは，表情筋の動きが最も大きいところであることがわかる。表情筋の動きや皮膚の萎縮の状態によって，ボツリヌストキシンAとまたはフィラーをどのように使うかが決まってくる。皮膚が薄かったり萎縮していると，筋肉の動きによってしわがさらに目立ってくる。フィラーの単独使用によって真皮の厚さが増すと，皮膚に対する表情筋の作用は少なくなる。しかし，筋肉の動きが過剰な患者や筋肉が過緊張の状態にある患者では，真皮が厚くなっても真皮を動かし続ける。こういう患者では吸収性のフィラーの持続期間は短くなってしまう。これに対してボツリヌストキシンAを用いれば，筋肉の活動または過剰運動さえもブロックすることによって直接的に吸収性フィラーの分解を弱め，効果の持続期間を長くすることが可能となる。

ボツリヌストキシンAの注射やフィラーの使用のタイミングの決定は，治療部位によって異なる。通常は，しわの中でも筋肉を緩めた時の静的なしわよりも，表情じわを先に治療すべきである。これはボツリヌストキシンAの使用によって，筋肉の過剰な動きによるしわはなくなってしまう可能性が十分あるからである。しかし症例によっては，真皮の萎縮や深い静的なしわはボツリヌストキシンAを注射してもなくならない。こういう場合は通常ボツリヌストキシンAだけでは失望させてしまうことになるので，熟練した医師はこれに付随してフィラーの使用も勧める。一方，口唇周囲や鼻唇溝のようにさらに複雑な部位では，最初にフィラーの注射をするのがベストである。もし，フィラーの注射後に表情を動かしてみて，しわがまだたくさんはっきり見えるようであれば，引き続いてボツリヌストキシンAの注射を考えるべきである。熟練した医師であれば，フィラーとボツリヌストキシンの併用が必要であり，1回の治療で両方同時に行うことができることを身をもって知っている。一方の方法がもう一方の方法の妨げになることはない。これは両者とも注射する層が異なるからである。通常は，ボツリヌストキシンの注射が最初で，フィラーはそのすぐ後に注入する（表8.1）。頬のしわは普通かなり高齢になって見られるが，皮膚にフォトダメージがあると若いうちでも出現する。薄い皮膚や萎縮した皮膚で大頬骨筋や笑筋が繰り返し収縮すると，頬の曲線状のしわが深くなる。頬は顔の中でも，静的な構成要素と動的な構成要素の両方が存在する，典型的な部位である。たとえば眉間と比べると，筋肉の作用は完全にはブロックしたくないところである。完全にブロックしてしまうと機能障害や萎縮を来たすからである。そういう場合にはフィラーを使用すると皮膚が厚くなる。ただ，フィラー，特に吸収性のフィラー単独の使用ではすぐに吸収してしまい，効果も少なくなる。そこでフィラーと一緒に頬にボツリヌストキシンを皮内に注射することで，両方の使用量を少なくすることができる（Chapter 6 3.マイクロインジェクション参照，図8.3）。

4 ボツリヌストキシンとスレッドリフトによる眉毛挙上

スレッドサスペンションを使用する前に，顔面上1/3にボツリヌストキシンの注射をするのは非常に新しい方法である。眉毛挙上の項（Chapter 5 3）で述べたように，ボツリヌストキシンAは眉毛の主に外側を中心としたリフティングに用いられる。外科的なスレッドサスペンション（マーシレン

表 8.1 ボツリヌストキシン A と注入用フィラーのコンビネーション

部位	ボツリヌストキシン A	フィラー	観察
前額部	最初	必要なら後で	通常ボツリヌストキシン A で十分
眉間	最初	必要なら後で	このレベルでは眉間の形を変えるにはフィラーが非常に有用 両方使用すれば効果は長くなる
眼瞼周囲	最初	必要なら後で	この領域ではフィラーはあまり必要ではない
鼻唇溝	必要なら後で	最初	非対称にならないようにボツリヌストキシン A は注意して使用
鼻	筋肉の収縮による垂れ下がりをブロックするために鼻中隔下制筋に注射する	鼻前頭角部と鼻唇角部で鼻背に使用	鼻の非手術的な形成には併用する
口唇周囲	必要なら後で*	最初	通常この部位にはフィラーで十分。ボツリヌストキシン A は結果の出来栄えをさらによくする時に使用
頬	必要なら後で*	最初	この部位ではボツリヌストキシン A は注意して使用
口交連	筋肉が下がっている場合は最初	組織が萎縮している場合は最初	中等度から高度なものでは両者を協調的に使用するのが理想的
あご	最初	あごの増大を図るなら後で	フィラーで顎の形を変えることより皮膚のしわの方が一般的
頸部	プラティスマバンドには理想的(縦方向)	中等度の深さから深い横じわに対しては理想的	両方とも一度の治療で同時に行うことができる

*筋肉の要素が強い場合にはボツリヌストキシン A を最初に使う医師もいる。

またはプロリン 3.0）もまたしばしば眉毛のリフティングに使用される。先端が鈍な 2mm のカニューレを前頭筋のレベルで刺入し，サージカルスレッドを眉毛下の皮下組織かまたは筋層に固定する。予定したリフティング効果が得られた後は，ヘアラインレベルで骨膜かまたは帽状腱膜に縫合する。通常，過矯正にする。

サスペンションスレッドを置く 2 週間前にボツリヌストキシン治療を行う利点は，あらかじめ眉毛でボツリヌストキシンによるリフティング効果が得られていると，前頭筋と下制筋が麻痺しているために動きが少なくなり，良好な治癒が得られることである。とりわけ患者は両方の治療によってさらなる効果を確信するものである（図 8.4）。

5 ボツリヌストキシンと眼瞼形成術

目尻のしわの治療には眼瞼形成術をすると考える患者がいまだに大多数であることに驚く。美容的な眼瞼形成術の目的は，基本的に目袋と余分な皮膚を除去することである。たしかに余剰皮膚を切除すると目尻のしわは軽度から中等度改善される。しかしながら，目尻のしわは筋肉の作用によるものなので，これに対する適切な治療はボツリヌストキシン A であるということを患者にははっきりと説明する。

医学の進歩に伴って，目の周りに影響するよう

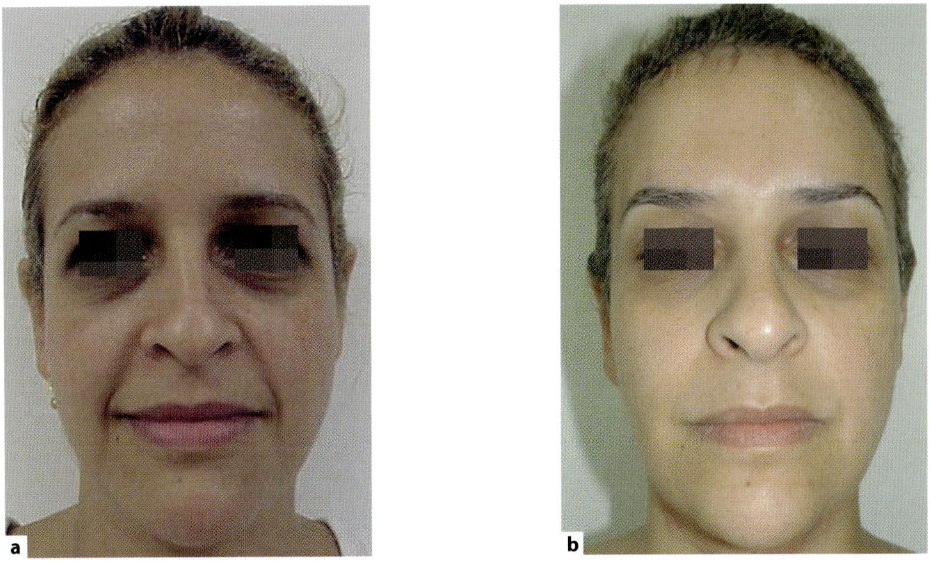

図 8.4　(a) 眉毛外側が下がって，鼻唇溝が深い患者である。上 1/3 にはボツリヌストキシン A，鼻唇溝にはフィラーとボツリヌストキシン A，眉毛にはサージカルスレッドによるサスペンション治療を行った。(b) 治療後 15 日。最初の 7 日間ではまだ眉毛が過矯正の状態である。また，あらかじめ患者には鼻唇溝へのボツリヌストキシン治療によって上口唇が長くなるかもしれないということを話しておく。

な複雑な変化すべてを単独で治すことができる奇跡的な方法などないと理解しはじめてきた。手術は余剰皮膚と目袋には効果的であり，ボツリヌストキシン A はしわを少なくするのに有効である。ある形成外科医は術中にボツリヌストキシン A を注射して，効果が長く継続したと報告している。

術前にボツリヌストキシン A を注射しても手術の結果が悪くなることはないようである。しかし，患者によっては眼瞼形成術の直後でまだ浮腫がある時にボツリヌストキシン A を注射すると不満足な結果となってしまう場合がある。ボツリヌストキシン A の注射は浮腫が消退する術後 1～3 カ月頃にした方がよい。しばしば患者は，単純でほんのちょっとしたことでまったく変わってしまうということに気づいていないことがある。コンビネーション治療の結果を示す (図 8.5)。

6　ボツリヌストキシンとフェイスリフト

ボツリヌストキシンの出現によって，顔面の外科的治療は 1980 年代非常にアグレッシヴだった手術から明らかに変わってきた。当時は前額部には冠状切開を加えるのが標準であり，長いダウンタイムや時に不自然な容貌に関する患者の不満は多かった。低侵襲治療の発展に伴って，今や顔面上 1/3 は基本的にはボツリヌストキシン A 単独で治療できるようになり，それだけで眉毛が挙上できたり，前額の横じわや眉間の縦じわも瘢痕やダウンタイムもなく除去できるなど，若返り効果が得られるようになった。そして，中顔面，下顔面，頸部には基本的にミニリフトが行われるようになってきた。ミニリフトは従来のフェイスリフトよりも侵襲は少ないとはいえ，ダウンタイムが多少まだあることが現在問題点である (図 8.6)。

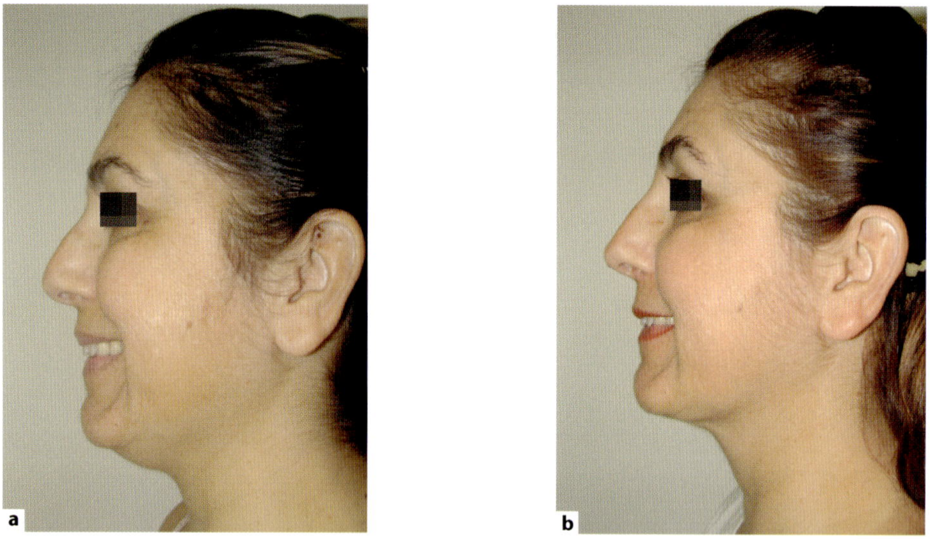

図 8.5　この患者は軽度の上眼瞼皮膚のたるみ，突出した鼻背，顎の下の脂肪沈着を呈している。鼻に対しては，注入用フィラーで形を整え，鼻中隔筋にボツリヌストキシン A を注射した。頸部はあごの脂肪吸引で形を変えた。上 1/3 は上眼瞼形成術と目尻のしわへのボツリヌストキシン A の注射で治療した。

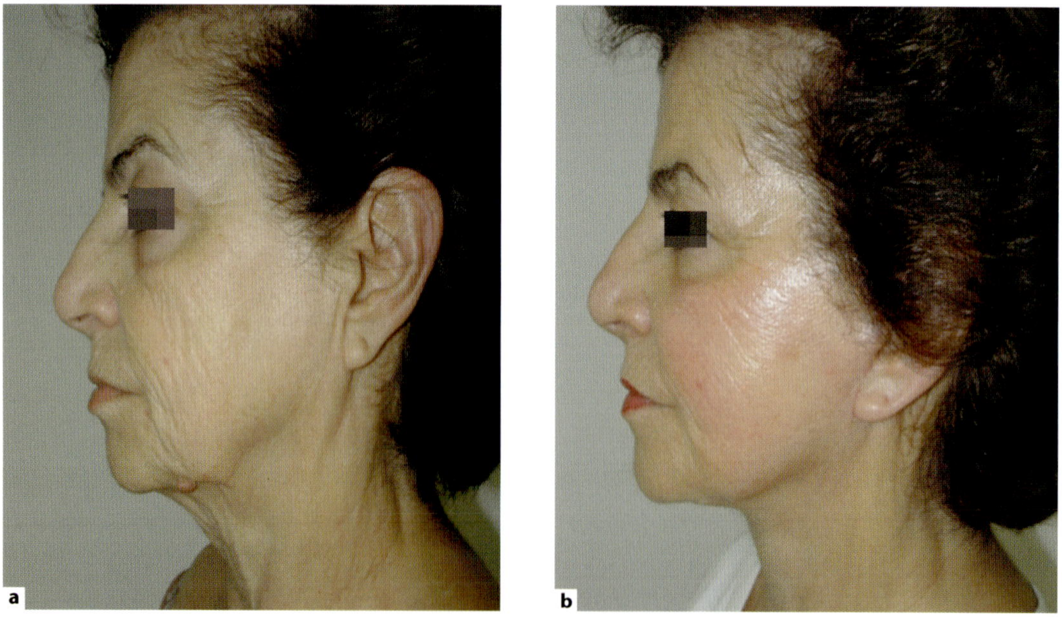

図 8.6　この患者はたるんだ皮膚と過剰な頬のしわなど，内因的な老化と外因的な老化を示している。顔と頸部のミニリフト，TCA による中等度から高度のケミカルピーリング，上 1/3 へはボツリヌストキシン A により治療を行った。結果は非常に自然で満足のいくものであった。

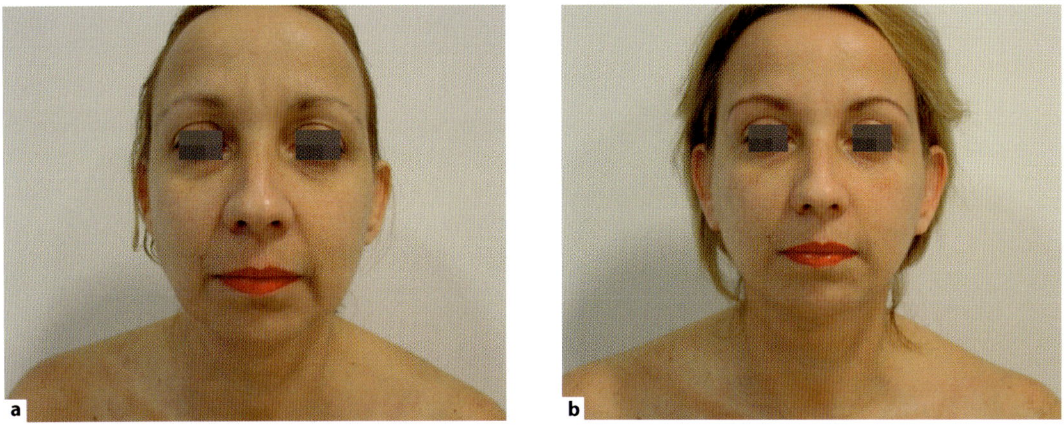

図 8.7　この患者では上下眼瞼の皮膚の弛緩と深い鼻唇溝，口交連が見られる。下顎では軽度のあごのたるみがある。眉毛，鼻唇溝，口交連に対する注入用フィラーだけでなく，マイクロリフティング，上下眼瞼形成術，上 1/3 にボツリヌストキシン A 注射などの治療を行った。非常に自然な結果が得られた。

これらの方法は治療する皮膚のレベルが異なるので，同時に行うことができる。

7　マイクロリフト法：ボツリヌストキシン A は強い味方

ミニマムアプローチテクニック（de Maio, 2004）は，外科的なフェイスリフトよりも速く，痛みも少なく，コストも安く，革新的な顔面の美容治療であった。このテクニックでは，短時間で痛みも比較的少ないランチタイム処置で容貌を改善するために，種々の吸収性物質とボツリヌストキシン A を使用している。そしてさらに，このリフトはマイクロリフト法へと発展してきた。

マイクロリフトは，フィラーや皮膚表層の治療よりも効果が長続きして欲しいが外科的なフェイスリフトのような痛みは嫌でコストもかけたくない，という患者には魅力的な方法である。マイクロリフトでは顔面の輪郭を改善するために，頸部とあご下の脂肪吸引，しわとたるみのフィラー注入，ポリプロピレンやマーシレンを使った顔面筋の吊り上げなど，通常 3 つの治療を利用する。これと並行して上，中，下顔面にボツリヌストキシンを注射する。さらに皮膚の状態を改善したい患者にはケミカルピーリングを追加することもできる。患者はマイクロリフトテクニックなら傷もつかず痛みも少なく回復も早いので有難いと感じているようだ（図 8.7）。

マイクロリフト法

- 上，中，下顔面にボツリヌストキシン A
- しわ，たるみ，鼻唇溝にフィラー
- 耳垂下方の小切開から，最小限の皮膚の剥離
- スレッドサスペンション（マーシレンまたはポリプロピレン）
  - ・あご：常に行う
  - ・頬骨部と眉毛：必要に応じて行う
- あごの脂肪吸引
- 必要に応じてケミカルピーリングか軽いレーザーリサーフェイシング

Tips and Tricks

■ 低侵襲治療であることが最も重要である：低侵襲治療をすべて同時に行う！

低侵襲で効果があれば，非常に短いダウンタイムでより完璧な治療ができる。

〈参考文献〉

Carruthers J et al.（2003）Deep resting glabellar rhytides respond to BTX-A and Hylan B. Dermatol Surg 29（5）：539-44

Carruthers J, Carruthers A（2003）A prospective, randomized, parallel group study analyzing the effect of BTX-A（Botox）and nonanimal sourced hyaluronic acid（NASHA, Restylane）in combination compared with NASHA（Restylane）alone in severe glabellar rhytides in adult female subjects：treatment of severe glabellar rhytides with a hyaluronic acid derivative compared with the derivative and BTX-A. Dermatol Surg 29（8）：802-9

Carruthers J, Carruthers A（2004）The effect of full-face broadband light treatments alone and in combination with bilateral crow's feet Botulinum toxin type A chemodenervation. Dermatol Surg 30（3）：355-66；discussion p 366

Carruthers J, Carruthers A（2005）Facial sculpting and tissue augmentation. Dermatol Surg 31（11 Pt 2）：1604-12

Coleman KR, Carruthers J（2006）Combination therapy with BOTOX trademark and fillers：the new rejuvenation paradigm. Dermatol Ther 19（3）：177-88

de Maio M（2004）The minimal approach：an innovation in facial cosmetic procedures. Aesthetic Plast Surg 28（5）：295-300. Epub 2004 Nov 4

Fagien S, Brandt FS（2001）Primary and adjunctive use of botulinum toxin type A（Botox）in facial aesthetic surgery：beyond the glabella. Clin Plast Surg 28（1）：127-48

Fagien S（1999）Botox for the treatment of dynamic and hyperkinetic facial lines and furrows：adjunctive use in facial aesthetic surgery. Plast Reconstr Surg 103（2）：701-13

Kikkawa DO, Kim JW（1997）Lower-eyelid blepharoplasty. Int Ophthalmol Clin 37（3）：163-78

Guerrissi JO（2000）Intraoperative injection of botulinum toxin A into orbicularis oculi muscle for the treatment of crow's feet. Plast Reconstr Surg 105（6）：2219-25；discussion pp 2226-8

Mole B（2003）Optimal forehead rejuvenation. Combining endoscopy-peel-botulinum toxin. Ann Chir Plast Esthet 48（3）：143-51

Patel MP et al.（2004）Botox and collagen for glabellar furrows：advantages of combination therapy. Ann Plast Surg 52（5）：442-7；discussion p 447

Semchyshyn NL, Kilmer SL（2005）Does laser inactivate botulinum toxin? Dermatol Surg 31（4）：399-404

Yamauchi PS et al.（2004）Botulinum toxin type A gives adjunctive benefit to periorbital laser resurfacing. J Cosmet Laser Ther 6（3）：145-8

Zimbler MS et al.（2001）Effect of botulinum toxin pretreatment on laser resurfacing results：a prospective, randomized, blinded trial. Arch Facial Plast Surg 3（3）：165-9

Zimbler MS, Nassif PS（2003）Adjunctive applications for botulinum toxin in facial aesthetic surgery. Facial Plast Surg Clin North Am 11（4）：477-82

〈著者紹介〉

B. Rzany
Professor of Dermatology
Clinical Epidemiologist, Division of Evidence Based Medicine（dEBM）
Klinik für Dermatologie
CHARITÉ - UNIVERSITÄTSMEDIZIN BERLIN
Charitéplatz 1
10117 Berlin, Germany

M. de Maio
Plastic Surgeon
Faculty of Medicine of the University of São Paulo
Av. Ibirapuera, 2907 - cj. 1202
Moema - São Paulo - SP
CEP: 04029-200, Brazil

〈訳者紹介〉

新橋　武（しんばし　たけし）

新橋形成外科クリニック
〒180-0004　東京都武蔵野市吉祥寺本町2-1-7吉祥寺DMビル３階
TEL 0422-29-7766　URL http://www.shimbashi-clinic.com/

●経　歴

1975年　東京慈恵会医科大学を卒業後，形成外科学教室に入局
1983年　同教室講師，1991年助教授。この間，1984年にニューヨーク大学形成外科に留学し，頭蓋顎顔面外科を学ぶ。形成外科の中でも特に顔面の形成外科治療を専門とする。また1989年，皮膚レーザー治療にも携わるようになる
1996年　全国に先駆けて慈恵医大付属病院に皮膚レーザー治療センターが設立されたが，その開設と運営に従事する
1998年　東京都・吉祥寺に新橋形成外科クリニックを開設し，アザ・シミ・ホクロ・脱毛・光美肌治療などの皮膚レーザー治療，アンチエイジング治療を中心に治療を行っている

●所属学会

日本形成外科学会／日本美容外科学会／国際形成外科学会／国際美容外科学会／
日本レーザー医学会／日本皮膚科学会

●著　書

ボツリヌストキシン・ハンドブック―顔の美容医療のA to Z（翻訳）（克誠堂出版）
形成外科アドバンスシリーズ（分担執筆）（克誠堂出版）
　I-1『頭頚部再建外科　最近の進歩』（改訂第２版）
　I-5『頭蓋顎顔面外科　最近の進歩』
　II-2『レーザー治療　最近の進歩』（改訂第２版）
　II-8『Facial rejuvenation　最近の進歩』（改訂第２版）　ほか
『美容外科手術プラクティス』（文光堂），『しみ・たるみを取る：患者の満足度を高める治療法のすべて』（南江堂），『スポーツ外傷学　頭頚部・体幹』（医歯薬出版）など多数

美容医療　ボツリヌストキシンを効果的に使うために
〈検印省略〉

2011年10月1日　第1版第1刷発行

定価（本体10,000円＋税）

訳　者　新　橋　　武
発行者　今　井　　良
発行所　克誠堂出版株式会社
〒113-0033　東京都文京区本郷3-23-5-202
電話（03）3811-0995　振替00180-0-196804
URL http://www.kokuseido.co.jp

ISBN978-4-7719-0383-8 C3047 ¥10,000E 印刷：株式会社シナノ